DÉPÔT LÉGAL
N° 498

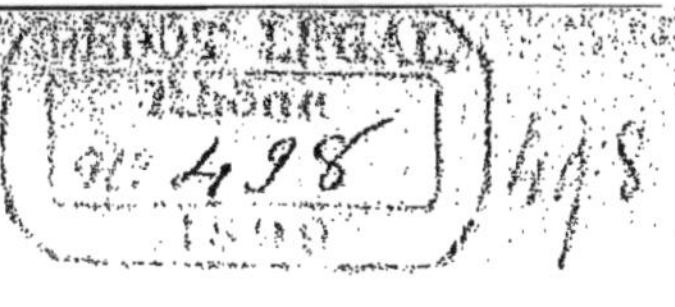

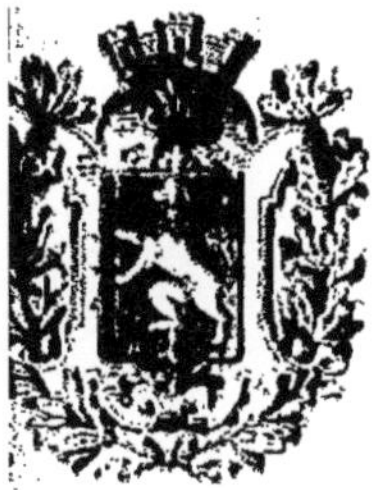

DE LA

PYLOROPLASTIE

DANS LE TRAITEMENT

DES

STÉNOSES NON CANCÉREUSES DU PYLORE

PAR LE

Dʳ Édouard PLAUCHU

Lauréat des hôpitaux (Prix Bouchet 1899)
Ex-interne de la clinique obstétricale de la Maternité de l'Hôtel-Dieu.

LYON

A. STORCK & Cⁱᵉ, ÉDITEURS

1899

T 87
143

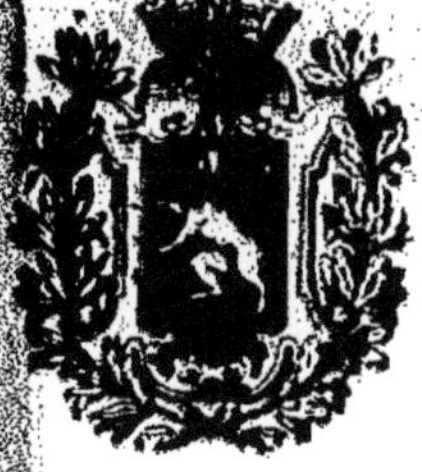
BIBLIOTHÈQUE NATIONALE
R.F.
IMPRIMÉS.

DE LA

PYLOROPLASTIE

DANS LE TRAITEMENT

DES

STÉNOSES NON CANCÉREUSES DU PYLORE

PAR LE

Dr Édouard PLAUCHU

Lauréat des hôpitaux (Prix Bouchet 1899)

Ex-interne de la clinique obstétricale de la Maternité de l'Hôtel-Dieu.

LYON

A. STORCK & Cie. ÉDITEURS

1899

87
143.

Ce travail nous offre l'occasion d'adresser tous nos remerciements

A NOS MAITRES EN CHIRURGIE

M. le professeur **FOCHIER**, *dont nous sommes actuellement l'interne, nous prodigue chaque jour son savant et pratique enseignement.*

Nous lui en sommes bien vivement reconnaissant, ainsi que du grand honneur qu'il nous fait en acceptant la présidence de notre thèse.

M. le professeur **LAROYENNE** *a été pour nous plein d'amabilité et de bienveillance pendant notre semestre à la clinique gynécologique; qu'il reçoive l'assurance de notre profond respect.*

M. **JABOULAY** *nous a inspiré notre thèse, et donné bien souvent des marques d'amitié. Au maître si original et si fécond nous renouvelons nos remerciements bien sincères.*

M. le professeur **GAILLETON**, *MM. les professeurs agrégés* **A. POLLOSSON**, **CONDAMIN** *et* **VALLAS** *nous ont largement fait profiter de leurs leçons cliniques pendant notre externat et notre internat; nous nous félicitons d'avoir pu compléter auprès d'eux nos connaissances chirurgicales.*

Nous sommes heureux d'avoir dans notre jury de thèse M. le professeur agrégé **BÉRARD** *dont nous avons été le collègue d'internat.*

A NOS MAITRES EN MÉDECINE

MM. les professeurs BONDET et TEISSIER ont fait notre éducation médicale avec l'esprit d'affectueux dévouement dont ils entourent tous leurs élèves. Nous avons toujours admiré leur bonté et leur patience auprès des malades.

M. VINAY, médecin de la Maternité de l'Hôtel-Dieu, nous a initié aux problèmes intéressants des maladies de la grossesse; nous le remercions tout particulièrement de l'excellent accueil qu'il nous a toujours fait.

Nous avons contracté à l'égard de M. LECLERC, médecin des hôpitaux, une grande dette de reconnaissance pour les soins si éclairés dont il nous a entouré pendant une récente maladie. Nous ne l'oublierons jamais.

M. GAREL, médecin des hôpitaux, dans l'étude de la laryngologie, M. le professeur WEIL, dans celle des maladies des enfants, nous ont enseigné des connaissances éminemment utiles. Nous leur gardons une bien vive gratitude.

CHAPITRE PREMIER

HISTORIQUE

L'opération que nous nous proposons d'étudier, et dont nous désirons vulgariser les résultats dans le traitement des sténoses bénignes du pylore, n'est connue que depuis treize années. En 1886, Heineke la pratiqua pour la première fois avec un plein succès, et publia l'observation de ce cas heureux dans la thèse de Frohmüller (1).

Onze mois plus tard, Mikulicz (2), en suivant exactement le même procédé que son prédécesseur, tentait l'opération nouvelle. Mais soit que le malade fût en état de cachexie trop avancée ou qu'il y ait eu infection péritonéale, le malade mourait cinquante heures après l'opération, d'une péritonite suraiguë. L'autopsie permit de reconnaître que les sutures placées au pylore avaient bien tenu et que toute trace de sténose avait disparu.

Malgré cet insuccès la pyloroplastie, ou opération de Heineke-Mikulicz, parut à la plupart des chirurgiens

(1) Frohmüller. — Thèse de Fürth, 1886.
(2) *Vortrag, gehalten am 3 Sitzüngstage des Congresses*, 15 avril 1887.

allemands avoir une réelle valeur et Mikulicz, Kohler, Bardeleben, Lancastein, Czerny la pratiquèrent dans leurs cliniques.

En 1891, Kohler (1) en réunit quinze cas, parmi lesquels onze guérisons, soit une mortalité de 26 p. 100. Deux des malades qui avaient succombé avaient déjà subi auparavant l'opération de Loreta. Boas (2), quelque temps après, rassemblait dix cas postérieurs à ceux signalés par Kohler, tous suivis de succès.

Mais un certain nombre d'insuccès et de récidives, ajoutés à ce fait que les progrès de l'antisepsie et des méthodes opératoires rendaient la gastro-entéro-anastomose et la pylorectomie plus séduisantes, firent bientôt décroître la faveur dont jouissait la pyloroplastie.

En 1895 Mikulicz (3), dans un certain nombre de publications et dans la thèse de Hans Wagner (4) son élève, donnait le résultat des six premières pyloroplasties faites par lui, et publiait les résultats comparatifs de cette opération avec ceux de la gastro-entérostomie et de la pylorectomie.

Ce résultat était loin d'être favorable. Il obtenait comme mortalité :

En 1895 Gastro-entérostomie. . . 26 3/4 0/0
—   Pylorectomie 25 0/0
—   Pyloroplastie 50 0/0

(1) Kohler. — *Soc. de méd. interne de Berlin*, 1891.

(2) Boas. — *Diag. und therap. der Magenkrankheiten*. Theil, 1893.

(3) Mikulicz. — Communication au XXIVe Congrès allemand, *Bericht uber 103 operationen am Magen*.

(4) Hans Wagner. — Thèse de Breslau, 1895.

Cette mortalité considérable était heureusement imputable à d'autres faits que l'opération elle-même. Des trois malades décédés, l'un était affaibli par une hémorragie antérieure ayant résisté à tout traitement médical ; l'autre était très cachectique, et le troisième mourut le dixième jour d'une pneumonie.

Dans ces trois cas, l'examen nécroscopique montra la coaptation parfaite des sutures et le rétablissement du calibre pylorique normal. Aussi Mikuliez (1) et ses élèves se mirent-ils à faire de nombreuses pyloroplasties et proclamèrent-ils dans de nombreux articles les avantages de cette opération.

Il montrait que cette opération avait été faite de plus en plus souvent au détriment de la gastro-entérostomie et de la résection du pylore.

Avant 1891 il avait fait 28 pylorectomies, 23 gastro-entérostomies, 21 pyloroplasties.

Depuis 1891, 18 résections, 68 gastro-entérostomies, et 76 pyloroplasties.

La mortalité pour ces trois interventions s'était abaissée :

Pour la résection à 27,8 0/0
— gastro-entéro 16,3
— pyloroplastie 13,2

Mikuliez devint depuis 1897 le grand défenseur en Allemagne de l'opération de Heinke et de nombreux

<hr>

(1) *Die chirurgische Behandlung des chronischen Magengeschwürs, Berlin. Klin. Woch.*, 1897, n° 23. — XXVI° Congrès allemand de chirurgie, avril 1897. — *Mittheilungen aus den Grenzgebieten der Medicin und der Chirurgie.* 1897, Bd. II.

chirurgiens l'imitèrent. Bier disait à la Société physiologique de Kiel (1896) : « La pyloroplastie est l'intervention de choix dans les sténoses cicatricielles non compliquées. Elle est plus facile et moins grave que la gastro-entérostomie, plus efficace que l'opération de Loreta. »

Kader (1), Kausch (2) soutenaient la même opinion. Ajoutons que malgré les résultats brillants de la clinique de Mikulicz, Czerny d'Heidelberg, après avoir avoir fait six pyloroplasties, Billroth à Vienne, après en avoir fait trois, renonçaient à la pyloroplastie et Stendel (3) exprimait une opinion des plus hostiles à cette opération ; deux cas signalés par lui avaient dû être traités ultérieurement par la gastro-entéro-anastomose.

Néanmoins de nombreux travaux étrangers venaient donner raison à Mikulicz. En Angleterre, Morison (4) publiait onze cas sans un seul insuccès et sans récidive ; en Italie, Novaro, Carle et Fantino (5), Cecherelli publiaient de nombreux cas, et obtenaient une mortalité toujours inférieure à celle de la gastro-entérostomie.

En France la pyloroplastie resta longtemps dans le domaine théorique. M. Bouveret (6) le premier en signala les avantages. « La pyloroplastie paraît être une opération de grand avenir ; jusqu'à présent elle donne des résultats bien supérieurs à ceux de l'opération de Loreta, et même de la gastro-entérostomie. »

(1) Congrès des chirurgiens polonais, 1896.
(2) Kausch. — XXVIIe Congrès des chirurgiens allemands, avril 1898.
(3) XXXIIe Congrès allemand de chirurgie, avril 1898.
(4) *The Lancet*, 1895 et 1897.
(5) Carle et Fantino. — *Sem. médicale*, 1898.
(6) Bouveret. — *Traité des maladies de l'estomac*, Lyon.

Doyen en 1892 (1) publiait les trois premières faites en France et obtenait 80 p. 100 de mortalité. Il se montra dans cette première publication, et plus tard dans son traité des maladies de l'estomac, si hostile à la pyloroplastie que de rares chirurgiens osèrent la tenter.

En 1895 M. le professeur Poncet opérait un cas avec plein succès et inspirait la thèse de Caujole (2) qui est le premier travail d'ensemble fait en France sur cette question.

En 1896 (Xe Congrès de l'Association française de chirurgie) dans une discussion à laquelle prennent part Péan, Doyen, Hartmann, Delagenière, sur la chirurgie de l'estomac, personne ne parle de la pyloroplastie.

Seuls Remakers à Alger, Rohmer à Nancy en opéraient chacun un cas.

M. Jaboulay persuadé de plus en plus des avantages de la pyloroplastie et de la gravité de la gastro-entéro-anastosmose, opéra en 1897 et 1898 un certain nombre de sténoses pyloriques non cancéreuses par le Heineke-Mikulicz et à la suite des résultats qu'il obtint voulut bien nous charger de publier ses observations et nous conseilla de faire sur ce sujet notre thèse inaugurale.

Ajoutons enfin que Terrier et Hartmann ont ces derniers temps consacré un chapitre à la pyloroplastie, dans leur *Traité de chirurgie de l'estomac* (3).

Leurs conclusions sont favorables à la pyloroplastie et ils publient un cas de Tuffier et deux cas de Terrier.

(1) *Arch. provinc. de chirurg.*, 1892.
(2) CAUJOLE. — Thèse de Lyon, 1895.
(3) Paris, 1899.

Ils insistent sur l'avantage qu'a cette opération, lorsque le diagnostic de la nature de la sténose est incertain Cette incertitude est levée par le premier temps de la pyloro-plastie, qui constitue en somme une excellente pyloro-tomie exploratrice.

CHAPITRE II

TECHNIQUE DE L'OPÉRATION

Nous n'insisterons pas sur la description minutieuse de l'intervention elle-même. Tous les détails importants ont été étudiés dans les travaux antérieurs de Heineke et de Mikulicz et en France dans le *Traité de chirurgie de l'estomac* de Doyen et dans la thèse de Caujole.

Le principe consiste à inciser longitudinalement le pylore en faisant porter le milieu de l'incision au point le plus rétréci de ce dernier, et de suturer la plaie ainsi faite, dans le sens transversal. Nous reproduisons ici les schémas publiés par Mikulicz (1) : ils sont bien plus explicites qu'une longue description (Voir page 8).

La majorité des chirurgiens a recours actuellement à l'incision ou laparotomie médiane sus-ombilicale qui constitue le premier temps de l'opération.

Le deuxième temps consiste dans la recherche de l'estomac et du pylore. Celui-ci est facilement attiré au dehors s'il est mobile et sans adhérences. S'il existe des

(1) *Aus v. Langenbecks Archiv.*, Bd. XXXVII. Heft I.

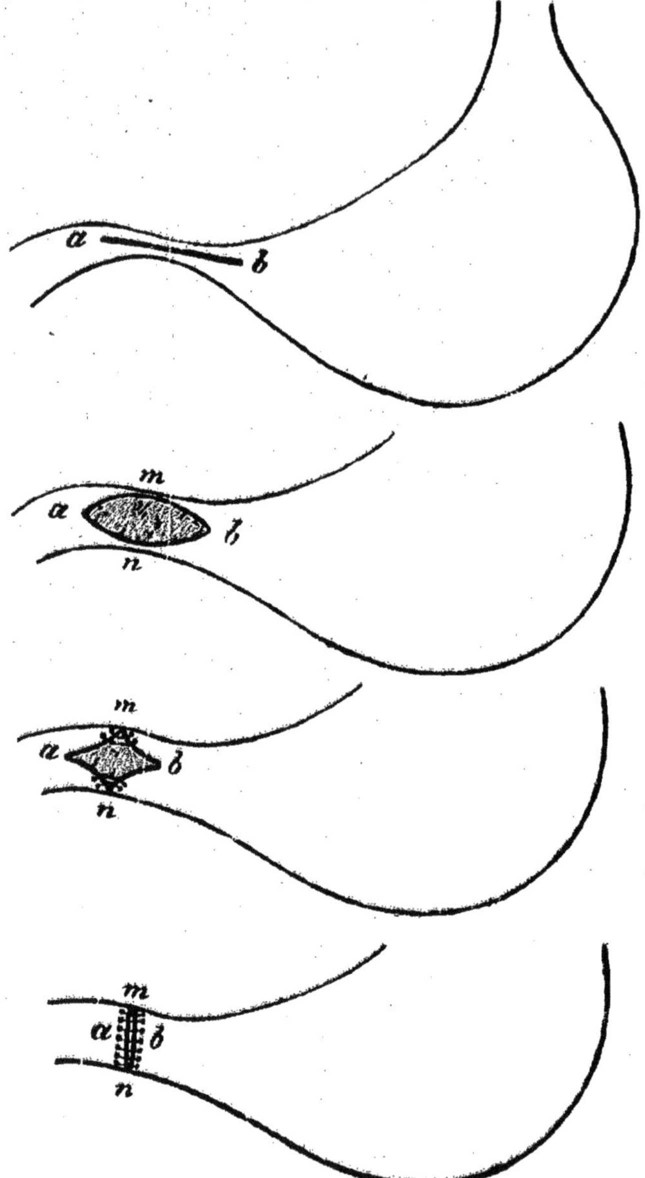

a   b
m
a   b
n
m
a   b
n
m
a   b
n

connexions légères soit avec la paroi abdominale, soit avec les organes voisins, on peut les rompre avec précaution, et l'hémostase faite, amener le pylore sur la ligne médiane. Des adhérences trop fortes contre indiquent l'opération, comme nous le verrons plus loin.

Le troisième temps est l'incision longitudinale du pylore bien étalé sous les yeux du chirurgien. Elle se fait sur la face antérieure parallèlement à l'axe du pylore, pendant qu'un aide saisit entre deux doigts d'un côté le duodénum, de l'autre l'estomac, pour empêcher l'irruption des matières alimentaires dans la cavité abdominale. L'incision est généralement de 7 à 8 centimètres. Une étendue inférieure agrandirait mal la lumière du pylore, et compromettrait le résultat fonctionnel. Mikulicz attribue la plupart des récidives de la pyloroplastie à l'insuffisance de longueur de l'incision longitudinale. Dans un cas de M. Jaboulay, une première pyloroplastie de 5 centimètres de longueur fut suivie trois mois après d'une récidive; une deuxième pyloroplastie faite sur l'ancienne ligne d'incision et ayant cette fois 8 centimètres donna un résultat complet.

Le bistouri est l'instrument de choix ; le thermocautère peut être utile à cause de l'hémorragie en nappe parfois assez abondante, mais il est dangereux pour la vitalité de la suture, à cause des escarres qu'il produit. L'incision une fois faite, le premier soin du chirurgien doit être de rechercher la cause de la sténose, et de voir s'il n'y a pas lieu de lui appliquer par la voie d'incision un traitement direct. Mikulicz a pu traiter ainsi directement des ulcères en activité par le curettage ou la cautérisation.

Dans un quatrième temps on rapproche les deux

extrémités de l'incision longitudinale et on assure leur affrontement par la suture. Celle-ci doit consister en un surjet muco-muqueux aller et retour, et en une ligne de points séparés musculo-séreux.

Morison insiste sur la nécessité de faire un premier surjet au catgut comprenant la muqueuse et la musculeuse de façon à rendre la suture absolument imperméable aux liquides. On recouvre ce premier surjet par une avenue de points séparés à la Lembert avec de la soie.

M. Jaboulay réunit tous les plans par des points séparés très rapprochés faits avec de la soie, et recouvre ce plan par un petit surjet séro-séreux.

Quel que soit le procédé de suture, l'essentiel est de remplir une double indication : l'asepsie parfaite et l'affrontement parfait et solide des plans suturés.

Certains auteurs laissent ensuite au contact de la suture une mèche de gaze qui sort par l'incision abdominale et qui assure le drainage en cas d'hémostase imparfaite. M. Jaboulay ne juge pas utile cette mèche à demeure qui ne présente aucune garantie hémostatique sérieuse et qui a des inconvénients au point de vue de l'infection secondaire.

La suture des plans abdominaux se fera ensuite comme dans toute laparotomie.

MODIFICATION DU PROCÉDÉ CLASSIQUE

1° *Modification de Robson*. — Elle consiste à introduire dans l'anneau pylorique une bobine en os décalcifié qui assure d'une façon immédiate la perméabilité du pylore. Cette modification est sans utilité, car toute pyloroplastie bien faite doit produire l'élargissement du calibre pylorique.

2° *Modification de Durante.* — Cette modification intéressante fut surtout imposée par une déchirure produite pendant une opération de Loreta. Sur la paroi antérieure du pylore, incision en Y à queue duodénale. Le lambeau triangulaire stomacal ainsi dessiné est amené entre les deux lèvres de l'incision formant la queue de l'Y, qui est ainsi transformé en V. Suture des plans affrontés.

3° *Pyloroplastie par incision cruciale.* — Cette incision fut employée par Heineke dans son cas inaugural. Elle ne permet pas un élargissement plus considérable du pylore et n'est plus employée aujourd'hui.

Soins consécutifs à l'opération. — Le malade doit rester au repos au lit et tous les soins doivent porter sur l'alimentation.

Voici à ce sujet le régime ordonné par Morison : rien pendant les quelques heures qui suivent l'anesthésie jusqu'à ce que le malade soit bien réveillé et n'ait plus de vomissements anesthésiques. Puis toutes les deux heures un lavement nutritif de :

> 2 onces de lait ;
> 2 onces de thé de bœuf ;
> Un peu de sel marin.

Par la bouche deux pleines cuillerées à thé d'eau chaude toutes les deux heures.

Après les douze premières heures on donne quelques cuillerées de lait toutes les deux ou trois heures . Le cinquième jour on autorise un tapioca léger et à la fin de la première semaine on commence l'alimentation solide progressivement.

Surveiller les selles ; le troisième jour un peu de calomel ou bien lavement purgatif.

Le régime employé par M. Jaboulay est un peu différent. Le malade est mis à la diète absolue pendant quarante-huit heures et soumis à trois injections journalières de 0,01 centigramme de chlorhydrate de morphine, pour abolir la sensation de faim et mettre l'estomac au repos.

Puis l'alimentation lactée pendant une semaine et ensuite progressivement solide.

CHAPITRE III

Indications opératoires

I. — Sténoses cicatricielles

Elles reconnaissent deux grandes causes : l'ulcère et l'ingestion de liquides caustiques.

Les sténoses cicatricielles sont les plus fréquentes au pylore avec les sténoses cancéreuses, et c'est pour elles qu'on a eu l'occasion d'intervenir le plus souvent par la pyloroplastie. Nous trouvons sur 171 observations de pyloroplastie 122 fois des sténoses cicatricielles.

L'ulcère siège très souvent au pylore ou dans son voisinage et lorsque le travail de cicatrisation s'est produit, il aboutit à la formation d'une cicatrice de forme variable soit ronde soit étoilée, en bride, ou en anneau. Cette cicatrice est rétractile ; elle tire sur les tissus voisins et peut produire la sténose de différentes manières. Tantôt c'est la présence même du nodule cicatriciel qui cause l'obstacle ; tantôt la cicatrice développe autour d'elle dans les tissus sains des plis radiés qui peuvent se développer dans le pylore et l'obstruer.

Ces sténoses sont d'origine endogène ; nous ne nous occupons pas ici des sténoses exogènes (brides externes, compressions, adhérences) qui constituent une contre-indication à la pyloroplastie.

La sténose peut être extrêmement serrée et varier de l'obstruction complète jusqu'au calibre normal. Morison rapporte une observation où le rétrécissement n'admettait qu'une aiguille à tricoter, d'autres où ne pouvait pénétrer que l'extrémité fermée d'une pince hémostatique, d'un crayon, du petit doigt ou de la pulpe de l'index.

Les rétrécissements les plus serrés sont ceux qui succèdent à un ulcère annulaire du pylore. Après cicatrisation l'orifice est souvent presque oblitéré par l'épaisseur des parois pyloriques qui peuvent atteindre deux et trois centimètres. Aussi peut-on dans ces cas sentir à travers la paroi abdominale une tumeur pylorique appréciable sans que l'on doive penser pour cela au cancer. Certains ulcères de la petite courbure sont surélevés et arrivent à recouvrir l'orifice pylorique à la manière d'une valvule.

Le plus souvent l'ulcère siège sur l'une des parois inférieure ou postérieure et laisse la paroi antérieure libre pour l'intervention.

La présence de la cicatrice sur la face antérieure du pylore doit imposer la résection de cette cicatrice avant la pyloroplastie. Celle-ci s'effectue facilement en prolongeant la plaie de résection elle-même par une incision suivant le grand axe du pylore. On suture ensuite transversalement. Dans un cas où la cicatrice de l'ulcère siégeait au lieu d'élection de la pyloroplastie, M. Jaboulay a préféré néanmoins faire une opération typique et a incisé sur la cicatrice elle-même. La guérison opératoire survint et longtemps après le malade ayant succombé à des lésions pulmonaires, l'autopsie permit de reconnaître que la suture avait très bien tenu.

Les sténoses par liquide caustique ne présentent que peu de différence dans leur cicatrice avec les sténoses par ulcus. La cause seule diffère. Tantôt il s'agit d'un alcali, tantôt d'un acide. Les lésions maxima siègent en général au pylore. « L'axe de l'estomac se rapprochant beaucoup de la verticale, la région du pylore représente le point déclive et c'est vers le pylore que s'accumule la substance corrosive déglutie. » (Bouveret.)

Quelle que soit sa cause, la sténose constituée aboutit, dès qu'elle compromet la perméabilité du pylore, aux vomissements, à la dilatation de l'estomac et à la cachexie, parfois au tableau clinique de l'hyperchlorhydrie. Carle et Fantino (1) citent des observations personnelles, où des formes particulièrement graves et rebelles d'hyperchlorhydrie étaient associées à un rétrécissement fibreux du pylore.

Aucune amélioration spontanée n'est à espérer dans la sténose fibreuse; seul, le traitement chirurgical peut tout et hors quelques contre-indications que nous examinerons plus loin, les sténoses cicatricielles nous paraissent l'indication type de la pyloroplastie. Un des principaux facteurs du succès, c'est d'agir vite, car le malade perd chaque jour du poids et nombreux sont les cas où le chirurgien aura à faire un pronostic fatal à cause de la

____

(1) *Semaine médicale*, 1898.

cachexie trop avancée du malade. On devra opérer dès que la sténose sera nettement établie, sans attendre que le malade soit affaibli par les vomissements et l'inanition.

Toutefois, dit Bouveret, l'opération ne doit pas être trop précoce quand le rétrécissement est dû à la cicatrice d'une ulcération de gastrite toxique. Il y a des inconvénients à pratiquer des incisions et des sutures dans les tissus encore ramollis par une inflammation récente. Il faut attendre de six semaines à deux mois après le début des accidents.

Une des grandes difficultés qui se présentent au chirurgien en présence de certaines cicatrices d'ulcère, est de faire un diagnostic précis de la bénignité de la sténose. Certains nodules cicatriciels ressemblent absolument à du cancer et il est arrivé à plusieurs chirurgiens d'exciser des cicatrices d'ulcère, que l'examen microscopique montrait être de nature maligne. Cette difficulté explique les cas où l'on a pratiqué la pyloroplastie, pour sténose fibreuse, et où l'évolution ultérieure a montré une récidive carcinomateuse. S'agissait-il dans ces cas de carcinomes greffés sur des ulcères, ou bien d'erreurs de diagnostic? L'incertitude est permise. Mikulicz disait : « Je ne connais pas de manière certaine de distinguer cliniquement, même après laparotomie, une sténose maligne au début, d'une cicatrice d'ulcère. »

Nous avons pu réunir 122 observations de pyloroplastie pour sténose cicatricielle du pylore. Sur ce chiffre, 108 ont été suivies de plein succès opératoire.

Dans 14 cas la mort est survenue, attribuable à des causes accessoires et les sutures ont été constatées très solides à l'autopsie. Le plus souvent la mort a été entraînée par l'infection d'origine externe, ou par une maladie préexistante (myocardite, affection des voies respiratoires).

Sur ces 122 sténoses cicatricielles traitées par la pyloroplastie, 28 ont été provoquées par l'ingestion d'un liquide caustique :

```
Acide azotique. . . . . . . . . . . . . .   1 fois
   — chlorhydrique. . . . . . . . . . .   9 —
   — sulfurique  . . . . . . . . . . . .   8 —
Liquide acide indéterminé . . . . . . . .   6 —
Chlorure de zinc. . . . . . . . . . . . .   2 —
Acides sulfurique et oxalique. . . . . . .   1 —
Lessive de potasse. . . . . . . . . . . .   1 —
```

I. — *Observations de sténoses cicatricielles par ulcus*

OBSERVATION I. — Bier (communication à la Soc. physiologique de Kiel, *Gaz. hebd.*, 1896)

Une malade tuberculeuse entre dans son service avec tou les symptômes d'un rétrécissement cicatriciel du pylore. A l'ouverture de l'abdomen on trouve un rétrécissement duodénal très près du pylore et très serré. Ce rétrécissement est fendu dans le sens longitudinal et les lèvres de la plaie suturées transversalement. Guérison.

La malade a été suivie pendant deux ans.

Ces troubles gastriques n'ont pas reparu, mais la phtisie a progressé. Dans ce cas on a fait plutôt une duodénoplastie ; mais pour obtenir une dilatation suffisante on a prolongé l'incision sur le pylore.

Observation II

Couturière chez laquelle les phénomènes d'ulcus et de sténose ont paru deux ans après avoir avalé une épingle. On trouva en effet l'épingle dans le pylore cicatriciel et rétréci. Estomac aminci et atone.

Pyloroplastie. Résultat opératoire excellent; résultat fonctionnel moins bon à cause de l'atonie stomacale.

Observation III. — Baüm (cité par Mikulicz in *Mittheilungen*, 1897)

Femme de soixante-treize ans. Présente les signes d'une sténose cicatricielle. Pyloroplastie le 23 septembre 1892. *Tod post mortem.*

Observation IV. — Boas (*Deut. med. Woch.* 1894)

Il fait une pyloroplastie chez un malade atteint de rétrécissement cicatriciel du pylore.

Guérison parfaite.

Observation V. — Bond (in thèse de Marion, Paris 1896)

Femme de quarante-huit ans. Début des accidents en 1890. Pyloroplastie en avril 1894. Sténose cicatricielle. Retour des accidents quelques jours après. Nouvelle opération. Mise à demeure d'une sonde dans le pylore. Mort quelques jours après par cachexie.

Observation VI-XII. — Carle (communication orale faite à Doyen, in *Traité de chirurgie de l'estomac. Semaine médicale*, 1898.

Sur 14 pyloroplasties faites par ce chirurgien, 7 d'entre elles l'ont été pour sténoses cicatricielles et ont été suivies de succès.

Observation XIII. — Carloni (in *Morgagni*, 1892)

Homme vingt-neuf-ans. Sténose cicatricielle, suite d'ulcus. Pyloroplastie en mai 1892. Guérison sans incidents.

Observation XIV
Cartledge (*Annal. Pract.* et *News-Louisville*, 1893)

Malade atteint de sténose cicatricielle du pylore, suite d'ulcus. Pyloroplastie en 1892. Guérison.

Observation XV
Cecherelli (*Congrès des chirurgiens italiens*, 1896)

Femme de trente et un ans. Sténose cicatricielle suite d'ulcus. Le 29 décembre 1890, pyloroplastie. Guérison.

Observation XVI

Homme quarante-six ans. Sténose cicatricielle. Le 9 mai 1892 pyloroplastie. Mort le huitième jour de péritonite.

Observation XVII

Femme trente-deux ans. Sténose cicatricielle avec nombreuses adhérences du pylore.

Pyloroplastie le 27 février 1894. Guérison.

Observation XVIII

Femme quarante-cinq ans. Sténose cicatricielle. Pyloroplastie le 15 mai 1894.

Observation XIX

Femme vingt-cinq ans. Sténose cicatricielle par ulcus. Pyloroplastie le 27 mai 1894.

Retour rapide des accidents. Résection du pylore. Mort par gangrène du côlon transverse.

Observation XX

Femme cinquante-deux ans, 29 novembre 1894. Sténose bénigne du pylore admettant le calibre d'une plume d'oie. Pyloroplastie. Guérison. Mort au bout de quelques semaines de gangrène pulmonaire.

Observation XXI

Femme trente-huit ans. Pylorosténose avec nombreuses adhérences. Pyloroplastie, le 9 février 1895. Guérison.

Observation XXII
Colzi (in *la Sperimentale giornale medico*, 1892)

Homme quarante-deux ans. Sténose cicatricielle par ulcus, dilatation d'estomac ; adynamie profonde. Le 10 février 1892 pyloroplastie. Guérison parfaite. En trois mois augmentation de poids de 20 kilos.

Observation XXIII. — (*Annales fo Surgery*, 1894)

Nègre de trente-sept ans. Diagnostic hésitant entre cancer et ulcus amenant une sténose pylorique. En mars 1894 pyloroplastie. Cicatrices étendues ; suture difficile Guérison.

Observation XXIV. — Czerny (citée par Mikuliez in *Mittheillungen aus den Grenzgebieten der Med. und der Chir. Anhang II*).

Femme quarante-six ans. Sténose cicatricielle suite d'ulcus. Pyloroplastie le 1ᵉʳ mars 1892. Guérison qui persiste encore le 1ᵉʳ mars 1895.

Observation XXV

Homme quarante-trois ans. Sténose cicatricielle. Pyloroplastie. Guérison. En mai 1893, trois mois après l'opération, de nouveaux troubles apparaissent. Le 27 février 1894 gastroentérostomie. Guérison.

Observation XXVI

Femme quarante et un ans. Pylorosténose cicatricielle. Pyloroplastie le 27 septembre 1894.
Le 31 décembre 1894 santé excellente.

Observation XXVII

Homme de vingt-neuf ans. Le 21 janvier 1895. Sténose cicatricielle.
Pyloroplastie. Guérison.

Observation XXVIII. — Doyen (*Arch. provinc. de chirurgie*, 1892 et *Traitement chirurgical des maladies de l'estomac* 1895).

Femme de cinquante-cinq ans. Sténose cicatricielle suite d'ulcus. Le 9 mai 1892 pyloroplastie. Guérison opératoire et fonctionnelle, quelques mois plus tard récidive. Gastroentérostomie. Guérison définitive.

Observation XXIX. — Dreydorff (in thèse de Marion, Paris, 1896)

Femme de trente ans. Début il y a neuf ans par douleurs et vomissements. Plus récemment hématéméses, amaigrissement, dilatation de l'estomac. Sténose cicatricielle par ulcus. Pyloroplastie (ulcère de la petite courbure). Guérison opératoire et fonctionnelle.

Observation XXX

Homme de quarante-trois ans. Début il y a six ans. Actuellement douleurs, vomissements, dilatation stomacale. Sténose suite d'ulcus. Pyloroplastie. Guérison.
Reproduction des accidents trois mois après.

OBSERVATION XXXI. — Esmark (Franke, Thèse de Kiel, 1894)

Homme de vingt ans. Sténose cicatricielle suite d'ulcus. Le 1er avril 1893, pyloroplastie.

Guérison opératoire et fonctionnelle se maintenant un an après l'intervention.

OBSERVATION XXXII. — Falleroni (*Gazetta degli ospitali*, 1890)

Homme de trente-cinq ans. Sténose cicatricielle suite d'ulcus. Pyloroplastie en mars 1890. Guérison se maintenant dix mois après l'intervention.

OBSERVATION XXXIII. — Heineke (in thèse de Frohmüller, Fürth 1886).

Marguerite M..., âgée de trente-deux ans, avait présenté en 1880 les symptômes d'un ulcère de l'estomac auxquels avaient fait suite les signes typiques d'une sténose pylorique. Dilatation stomacale, vomissements, points xiphoïdien et rachidien.

Point d'amélioration durable, malgré plusieurs séjours dans divers services de médecine. En janvier 1886, elle entre à la clinique d'Heineke et le 6 mars on l'opère.

Laparotomie médiane sus-ombilicale, le pylore après section de brides entre deux ligatures peut être attiré au dehors; il est induré sur sa paroi postérieure.

Incision cruciale sur la paroi antérieure du pylore. Le calibre admet une grosse aiguille à tricoter.

L'incision précédente est prolongée du côté du duodénum et de l'estomac et l'on trouve les traces d'un très gros ulcère cicatrisé.

Après avoir fait disparaître aux ciseaux les angles existant au point de rencontre des deux incisions, l'incision longitudinale est tirée en travers et suturée en cette position, c'est-à-dire suivant la verticale. Suture de la paroi abdominale; durée de l'opération : trois heures.

Pendant les premières heures après l'intervention : état subcomateux, vomissements pouls 160. Bientôt tout s'améliore et deux mois après la malade a gagné vingt-deux livres.

La guérison se maintient encore en 1890.

Observation XXXIV

Homme de trente-cinq ans. Sténoses pylorique et duodénale étendues, suite d'ulcère. Pyloroplastie le 3 juin 1888. Guérison. Deux mois après mort par tuberculose. A l'autopsie le pylore est parfaitement guéri (in Kohler : *Deut. med. Woch.*, 1890).

Observation XXXV. — Hofmeister (*Beitrage zur klin. Chir.* XV, 2, 1895).

Femme de trente-neuf ans. Opération le 18 juillet 1895. Masse cicatricielle épaisse de 3 centimètres et large comme une pièce de 5 marks, adhérences avec les organes environnants qui la recouvrent. Résection de la masse cicatricielle. Pyloroplastie. Le poids augmente rapidement de treize livres.

Observation XXXVI. — Jaboulay (*inédite*)

Rosine B..., trente-huit ans; entre dans le service de M. Bouveret le 13 mai 1898. Rien à noter dans les antécédents héréditaires, deux frères et deux sœurs en bonne santé; mariée et mère de trois enfants. Pas d'alcoolisme, pas de maladie antérieure. L'affection actuelle a débuté il y a sept ans par une

douleur vive au creux épigastrique, continue, avec exacerbations
paroxystiques non liées à l'ingestion des aliments. Ces douleurs
surviennent à n'importe quel moment de la journée et de la
nuit. Pas de vomissements, ni de mélæna. La douleur est le
signe dominant. Elle revêt parfois le caractère en broche; elle
est spontanée et à la pression. Depuis trois ans, amaigrissement,
perte des forces.

À l'entrée à l'Hôtel-Dieu de Lyon elle se trouve dans un état
de cachexie avancée, pâle, lèvres et conjonctives décolorées.
Pas d'œdème des membres inférieurs. La paroi abdominale est
notablement distendue par la masse intestinale et par l'estomac qui dessinent sur elle leurs contours. Quelques ondes
péristaltiques intestinales. L'estomac paraît descendre jusqu'au-
dessous de l'ombilic. Il existe du clapotage à tous les examens
qui ont été pratiqués. On perçoit au niveau du pylore une
tumeur mamelonnée dure de la forme d'un pouce. Rien du côté
du foie, pas d'ascite, pas de dégoût de la viande, rien d'anormal
aux autres organes.

Du mois de juin au mois d'octobre, les signes de sténose
s'accusent, les vomissements apparaissent fréquemment, la
dilatation s'augmente, les douleurs sont très vives et néces-
sitent de la morphine; il y a de l'hyperchlorhydrie. Une intervention est décidée.

Le 19 octobre 1898, M. Jaboulay pratique une laparotomie
sus-ombilicale médiane, puis une pyloroplastie. Après l'incision
longitudinale on découvre un ulcère cicatrisé siégeant à la face
postérieure de l'estomac. Guérison opératoire et fonctionnelle. Le
30 octobre la malade présente des signes de tuberculose pulmonaire et de broncho-pneumonie de la base droite. Elle passe
de nouveau dans le service de M. Bouveret où elle est traitée
pour son affection pulmonaire jusqu'en décembre 1898. Elle
meurt trois mois après l'intervention. L'autopsie confirme
l'existence d'une broncho-pneumonie tuberculeuse. Le pylore
est très large, toute trace de sténose a disparu. Pas de replis
valvulaires au niveau de ce dernier. L'état du pylore se rapproche
au maximum des conditions normales.

Observation XXXVII. — Jaboulay (*inédite*)

B. M..., trente ans, gantier. Le malade vient du service de
M. Bouveret avec les signes classiques d'une sténose pylorique.
Douleurs, vomissements, dilatation. Il a eu antérieurement deux
hématémèses ; amaigrissement assez marqué.

Le 24 juin 1898, pyloroplastie. On trouve un nodule cicatriciel large comme une pièce de 2 francs et couvrant la face antérieure du pylore. M. Jaboulay fait l'incision longitudinale en
plein tissu cicatriciel et affronte ensuite perpendiculairement
sans réséquer le tissu malade. Malgré cela guérison opératoire
et fonctionnelle. Quinze jours après, le malade allant bien est
pris de fétidité de l'haleine et des crachats. Il meurt le 15 juillet
de gangrène pulmonaire. A l'autopsie, les sutures placées en
tissu cicatriciel ont parfaitement tenu. La ligne de cicatrice ne
s'aperçoit plus que par la présence des fils de soie séro-séreux.
L'estomac est dilaté, le pylore admet l'introduction de deux
doigts. Il existe un autre nodule cicatriciel au niveau de la
grosse tubérosité de l'estomac.

Pas de péritonite. Lésions étendues de gangrène pulmonaire.

Observation XXXVIII. — Jaboulay (*inédite*)

C... Jean, vingt-cinq ans, tailleur. Rien dans les antécédents
héréditaires. Bonne santé habituelle ; pas d'alcoolisme. A l'âge
de dix-huit ans il commence à souffrir au creux épigastrique
après les repas. Pendant trois ans il eut quelques vomissements.
Il put être pris comme soldat. Au bout de six mois de service il
fut réformé. La douleur stomacale était devenue très vive et en
broche, l'appétit très diminué. Amaigrissement de 10 kilos en
six mois. Vomissements tous les huit ou dix jours. Un an après
avoir quitté le régiment il eut du méléna et une abondante
hématémèse ; les vomissements deviennent de plus en plus

fréquents et contiennent des aliments ingérés plusieurs jours avant. Le régime lacté institué rigoureusement pendant de longues périodes soulage un peu le malade. Mais il continue à maigrir et à perdre ses forces. Il a perdu 18 kilos depuis quatre ans.

A son entrée à l'Hôtel-Dieu ; il présente tous les signes classiques de la sténose pylorique et une dilatation très accusée. L'insufflation montre que le pylore est fixé. Hyperchlorhydrie décelée par le vert brillant et le réactif de Gunsburg.

Le 8 juillet 1898 pyloroplastie. On trouve sur la face postérieur de l'estomac un ulcère gros comme une pièce de cinquante centimes et une cicatrice semi-annulaire au pylore.

Diamètre du pylore 3 à 4 millimètres. Suites opératoires excellentes.

Le 19 juillet le malade mange le régime de la salle. Il quitte l'hôpital le 14 août ayant gagné 6 kilos.

Revu en octobre 1898. Le malade va très bien et pèse 53 kilos.

Il écrit le 28 avril 1899 une lettre très reconnaissante et dit qu'il a gagné 2 kilos depuis le mois d'octobre. Il n'a plus aucun trouble stomacal.

Observation XXXIX. — Jaboulay (*inédite*)

F. Eugène, trente-sept ans, gantier. Est adressé à M. Jaboulay par le D' Cibert de Grenoble. Antécédents alcooliques avérés. Souffre de crises gastralgiques depuis cinq ans, surtout à l'occasion d'excès alcooliques. Au milieu de 1898 les douleurs surviennent tous les trois ou quatre jours et s'accompagnent de vomissements abondants.

M. Cibert pense à une sténose spasmodique concomitante avec l'hyperchlorhydrie, supposition d'autant plus juste que le malade n'a jamais eu de signe net d'ulcus (douleur en broche, hématémèse). Examiné un peu plus tard par M. Tournier, le malade présente une énorme dilatation. Dans les vomissements se trouvent des aliments ingérés depuis plusieurs jours.

L'examen du chimisme donne :

a) Après un repas d'épreuve (pain, viande, eau) :

    Acidité totale   3,65

    HCl libre   0,73

b) A jeun :

    Acidité totale   2,55

c) Liquide des vomissements :

    Acidité totale   1,75

M. Tournier conclut à une sténose pylorique par ulcus et soumet le malade à la diète absolue avec lavements nutritifs.

Les lavages de l'estomac soulagent le malade. Il continue à maigrir.

Le 18 janvier 1899 il entre dans le service de M. Jaboulay à l'Hôtel-Dieu.

Laparotomie sus-ombilicale. Pylore dur, rétréci, cicatriciel, très mobile. Pyloroplastie.

Le malade meurt deux jours après par collapsus. L'autopsie ne fait découvrir aucune cause de mort.

Les points de suture ont bien tenu, pas trace de péritonite. Le calibre du pylore admet largement deux doigts. Pas de replis oblitérants de la muqueuse pylorique.

OBSERVATION XL. — Jaboulay (*inédite*)

M... Claude, quarante-trois ans. Vient du service de M. Bouveret avec tous les signes d'une sténose pylorique par ulcus. En décembre 1898 pyloroplastie. Guérison opératoire et fonctionnelle.

En mars 1899 retour des accidents. Nouvelle laparotomie. La cicatrice de la première pyloroplastie est souple sans rétraction. On trouve les fils de l'ancienne suture. Nouvelle pyloroplastie sur l'ancienne cicatrice avec une incision de 8 centimètres. On trouve sur la face postérieure du pylore un ulcère en activité de la grosseur d'une pièce d'un franc.

Suites opératoires excellentes. Le malade se met à manger. Il prend, trois semaines après l'opération, une bronchite très intense. Il crache abondamment ; on entend à l'auscultation des râles sous-crépitants et sibilants dans toute l'étendue des deux poumons. Cette bronchite empêche le malade de se remettre, bien que tout symptôme stomacal ait disparu.

Il continue à se cachectiser et finit par succomber le 10 juin, c'est-à-dire quatre mois après sa seconde opération.

A l'autopsie : résultat anatomique on ne peut plus satisfaisant de la seconde pyloroplastie. Sutures en parfait état. Calibre du pylore admettant un pouce. Aux poumons, bronches pleines de pus. Quelques noyaux de broncho-pneumonie.

OBSERVATION XLI. — Kernig (*Saint-Petersb.,*
med. Woch. 1892)

Homme trente-cinq ans. Sténose pylorique et dilatation suite d'ulcus. Pyloroplastie en mai 1892. Mort vingt-quatre heures après par collapsus rapporté à une myocardite aiguë. A l'autopsie la plaie opératoire est parfaitement fermée.

OBSERVATION XLII. — Kœhler (*Centralblat f. Chir.* 1895)

Officier de pompiers ayant des hématémèses depuis 1881. Dilatation d'estomac et sténose cicatricielle suite d'ulcus.

Le 22 octobre 1894, pyloroplastie malgré des adhérences du pylore. Guérison.

OBSERVATION XLIII

Jeune fille de dix-neuf ans. Sténose cicatricielle par ulcus. Pyloroplastie en 1890. Guérison se maintenant en 1892 (*Central. f. Chir.* 1892).

Observation XLIV. — Krukenberg (in Mikulicz
in *Mittheilungen*).

Femme de trente-trois ans. Ulcère du pylore et estomac en sablier. Pyloroplastie. Sténose cicatricielle. Guérison.

Observation XLV. — Lange et Mac Einhorn (in thèse de
Marion, 1896).

Homme de vingt-huit ans. Troubles dyspeptiques débutant il y a sept ans. Sténose pylorique par cicatrice d'ulcère. Pyloroplastie en 1891. Guérison opératoire et fonctionnelle.

Observation XLVI

Homme de quarante ans. Début en 1891. Sténose cicatricielle par ulcus. Pyloroplastie. Guérison opératoire et fonctionnelle se maintenant deux ans après.

Observation XLVII

Femme de trente-huit ans. Ulcus ancien. Sténose cicatricielle. Pyloroplastie. Guérison.

Observation XLVIII. — Lange. (*New-York Medical
Journal*, juin 1892. *Annal. surg.* Philadelphie 1893).

Homme vingt-neuf ans. Sténose cicatricielle du pylore suite d'ulcus. En 1892 pyloroplastie.
Le malade quitte l'hôpital quatre semaines après guéri.

— 31 —

Observations XLIX, L, LI. — Lœbker (*Cent. f. Chir.* 1892).

A fait trois pyloroplaties dans trois cas de rétrécissements cicatriciels. Il enregistre deux succès et une récidive dont la cause est restée inconnue mais qui a nécessité une gastro-entérostomie.

Observation LII. — Loja (*Arch. ital. di chirurg. medico*, 1895, XXIV, 2).

Pylorosténose suite d'ulcus. Guérison. Récidive. Résection du pylore. Mort vingt-quatre heures après de péritonite suraiguë.

Observation LIII. — Lœvenstein (Mikulicz in *Mitteilungen*).

Homme quarante-deux ans. Sténose cicatricielle. Le 1er février 1894, pyloroplastie. Guérison.

Observation LIV. — Mikulicz (thèse de Hans Wagner, Breslau 1895).

Julius N...., vingt-neuf ans. Sténose pylorique suite d'ulcère datant de deux ans. Le 29 mai 1889 pyloroplastie. Mort dix jours après d'une pneumonie. Rien au péritoine.

Observation LV

Karl A..., quarante-neuf ans. Sténose pylorique par ulcère. Depuis un an quelques hématémèses. Le 23 février 1892, pyloroplastie. Mort deux jours après l'opération de collapsus.

Observation LVI

Hulda Fl..., quarante-neuf ans. Sténose datant de deux années. Le 22 juin 1894 pyloroplastie. Bonne santé rapide.

Sort le 11 juillet entièrement guérie. Revue six mois après en bonne santé.

Observation LVII

Dr. B..., quarante-huit ans, directeur de gymnase.

Rien de particulier dans les antécédents jusqu'en 1888. A ce moment signes d'ulcère et hématémèses Depuis lors signes de sténoses, douleurs, vomissements, dilatation. Amélioré à Leipzig par le traitement médical.

Le 28 août 1893, laparotomie médiane sus-ombilicale. Pyloroplastie. On voit à l'ouverture un ulcère cicatrisé siégeant sur la paroi postérieure. Le calibre du pylore admet à peine une sonde uréthrale.

Le 29 août le malade va très bien.

Le 30, il crache et tousse un peu. Le soir il présente quelques douleurs dans le côté gauche et quelques stries sanglantes dans ses crachats.

Le 7 septembre, les crachats sont sanglants depuis huit jours. Le malade présente de la matité du souffle et des râles bulleux à une base. La fièvre est assez élevée le soir.

Le 10 la fièvre tombe et le 18 les accidents pulmonaires prennent fin. En octobre, le malade part en convalescence guéri.

N. B. — Hans Wagner fait remarquer la fréquence des infarctus dans les interventions sur l'estomac. Ces accidents pulmonaires ont d'ailleurs été signalés dans les hernies étranglées par Wal et Tietze. Il propose, comme explication, un thrombus de la mésentérique qui est allé chercher son chemin dans la veine porte, la cave et le cœur, puis de là dans le poumon. Le cœur ne présentait avant l'opération rien qui pût expliquer la production de cet infarctus.

OBSERVATION LVIII. — (In *Mittheilungen, etc.*).

Max. L..., quarante-neuf ans. Depuis un an le patient a des tro.bles stomacaux et des .vomissements sanglants sans méléna. Le 10 mai 1895, dilatation descendant à cinq travers de doigt au-dessous de l'ombilic.

Pyloroplastie. Pylore serré, tuniques fortement épaissies et fibreuses. Le 16 septembre 1896, le malade est revu en bonne santé.

OBSERVATION LIX

Agnès P..., quarante-cinq ans. A eu il y a quinze mois un ulcère de l'estomac et plusieurs hématémèses. En mai 1895, signes de sténose pylorique. On sent une tumeur au pylore. L'estomac est très dilaté.

Le 31 juin 1895, pyloroplastie. Le pylore est le siège d'un ulcère cicatrisé. Le calibre admet une pince hémostatique. Guérison. Revue en juin 1897. La malade va très bien et a une santé florissante.

OBSERVATION LX. — Morison (*The Lancet* 1898).

Femme de quarante-huit ans. Entre à l'hôpital le 4 octobre 1893. Pas d'alcoolisme.

Début de la maladie il y a cinq ans par des crises de vomissements d'abord espacées puis de plus en plus rapprochées. Depuis quatre ou cinq mois douleurs très vives, soulagées par les vomissements. Dilatation rendue très évidente par le tympanisme et le clapotage.

E. PLAUCHU.

3

Pyloroplastie le 16 octobre 1894. Pylore gros comme une noix, cicatriciel, admet une pince hémostatique fermée. Guérison.

Poids ordinaire 7 stones 1/2.

Poids au moment de l'opération 5 stones.

Poids à la sortie de l'hôpital 10 stones 1/2.

Revu trois ans après en parfaite santé. Poids, 10 stones 1/2.

Observation LXI

Femme trente-sept ans, non alcoolique.

Début des symptômes il y a huit ans. Depuis sept mois les vomissements sont incessants et très abondants. Les matières vomies sont souvent noirâtres. Douleurs depuis trois mois au creux épigastrique. Dilatation.

Le 17 octobre 1895, pyloroplastie.

Nodule d'ulcère cicatrisé dans la paroi postérieure et inférieure du pylore.

Le calibre admet la pulpe de l'index.

Guérison.

Poids ordinaire, 10 st.

Poids avant l'opération, 8 st. 1/2.

Poids à la sortie de l'hôpital, 9 st.

Revu deux ans après : capacité stomacale normale; santé générale excellente.

Observation LXII

Homme non alcoolique. Début il y a trois ou quatre ans. Douleurs et vomissements. Dilatation énorme.

Le 3 janvier 1896, pyloroplastie. Masse cicatricielle pylorique. Le calibre n'admet que la pulpe du médius. Guérison.

Poids ordinaire 9 st.

Poids avant l'opération, 7 st. 6.

Poids à la sortie de l'hôpital, 10 st.

Revu vingt et un mois après, en bonne santé.

Observation LXIII

Femme, cinquante ans. Pas d'alcoolisme. A toujours été dyspeptique. Début il y a quatorze mois par des douleurs épigastriques.

Il y a six mois, vomissements très abondants, aigres, soulageant les douleurs. Distension énorme de l'estomac.

Le 12 avril 1895, pyloroplastie. Pylore dur et cicatriciel, masse dure de la grosseur d'une noix.

Guérison.

Poids au moment de l'opération, 5 st.

Dix-huit mois après la malade est morte d'un cancer de l'estomac.

Observation LXIV

Homme vingt-cinq ans. Pas d'alcoolisme; scarlatine dans la jeunesse. Début il y a deux ans par des hématémèses et des douleurs très vives au creux épigastrique.

Estomac très dilaté. Le 10 octobre 1896, pyloroplastie. Cicatrice d'ulcère sur la paroi antérieure de l'estomac très près du pylore.

Guérison.

Poids ordinaire, 9 st.

Poids au moment opératoire, 6 st. 1 livre.

Poids à la sortie de l'hôpital, 9 st. 1/2.

Revu un an après. A repris son métier; santé générale excellente.

OBSERVATION LXV

Homme, cinquante-six ans. A toujours eu l'estomac délicat. Début de la sténose il y a huit mois. Douleurs très vives après le repas.

Le 3 décembre 1896, pyloroplastie. Le pylore porte sur la face postérieure une grosse cicatrice d'ulcère, adhérente en arrière au pancréas. Le calibre du pylore admet la pulpe du petit doigt.

Poids avant l'opération, 8 st.

Poids à la sortie de l'hôpital, 11 st.

Revu onze mois après. Jouit de toute sa vigueur.

OBSERVATION LXVI

Femme, trente ans. Début il y a huit ans. Vomissements très abondants et très fréquents. Dilatation.

Le 13 septembre 1897, pyloroplastie. Pylore dur, plissé, cicatriciel ; admet l'introduction d'un crayon.

Poids avant l'opération, 8 st.

Poids à la sortie, 9 st.

Revu deux mois après, va bien et a gagné 1 st. 1/2.

OBSERVATION LXVII. — Novaro (in *Contribuzione alla chirurgica dello stomaco*, 1890).

Homme, trente-quatre ans. Sténose fibreuse. Opération de Loreta. Récidive.

Le 11 janvier 1888, pyloroplastie. Mort cinq jours après d'hémorragie interne.

Observation LXVIII

Homme, trente-cinq ans. Sténose fibreuse.
Le 30 septembr. 1889, pyloroplastie.
Guérison opératoire et fonctionnelle.
Au bout de treize mois. récidive carcinomateuse.

Observation LXIX

Homme, trente ans. sténose fibreuse. Le 17 décembre 1889,
pyloroplastie.
Guérison parfaite se maintenant dix-huit mois après l'intervention.

Observation LXX

Homme, vingt ans. Sténose cicatricielle suite d'ulcère.
Hyperchlorhydrie. Le 20 février 1889, pyloroplastie. Guérison.
En quatre mois gagne 12 kilos.

Observation LXXI

Femme, quarante-cinq ans. Sténose cicatricielle suite
d'ulcus. Le 13 avril 1890 pyloroplastie. Guérison.

Observation LXXII. — Page (cité par Mikuliez
in *Mittheilungen*).

Femme de quatre-vingt-un ans. Sténose cicatricielle. Pyloroplastie en 1892. Guérison.
Dernières nouvelles in *Brit med. Journal* de 1897.

Observation LXXIII. — Parker (*British med. Journal* décembre 1895)

A fait une pyloroplastie pour sténose cicatricielle. Guérison.

Observation LXXIV. — Pearce Gould (*The Lancet*, 20 mai 1893).

Femme, cinquante-huit ans. Sténose fibreuse du pylore. En décembre 1892, pyloroplastie. Les lambeaux résultant de la section des adhérences sont suturés au-dessus de la ligne des sutures de la pyloroplastie. Guérison parfaite.

Gagne en cinq mois 10 kilos.

Observation LXXV. — Paul (*The Lancet*, juin 1898)

G. D..., trente et un ans. Sténose du pylore. Début il y a dix-huit mois. Cachexie. Poids 8 st. Le 8 octobre 1896, pyloroplastie. Pylore très serré cicatriciel. Sort trois semaines après de l'hôpital pesant 9 st. 1/2. Revu six mois plus tard pesant 11 st.

En 1897, accepté par une Compagnie d'assurances sur la vie.

Observation LXXVI

Homme, vingt-six ans. Stricture fibreuse du pylore. Le 20 janvier 1897, pyloroplastie, guérison rapide.

Départ le 15 février 1897. Revu quelques mois plus tard en bonne santé.

Observation LXXVII

Homme de trente-huit ans. A eu antérieurement des coliques hépatiques. Entre dans le service en février 1897 avec tous les

signes d'une obstruction pylorique, avec calculs biliaires pro-
bables.

Pyloroplastie. Pylore dur, épaissi, adhérent aux voies
biliaires.

Guérison. Le 27 avril, il va très bien et s'est toujours bien
porté depuis.

OBSERVATION LXXVIII

Homme, quarante-six ans. Sténose pylorique datant de cinq
ou six ans, cachexie. En septembre 1897, pyloroplastie. Ce
malade guérit, va beaucoup mieux pendant quelque temps,
puis retour des symptômes de sténose. Paul se propose, si les
accidents continuent, de faire une gastro-entérostomie.

OBSERVATION LXXIX

Femme de quarante et un ans. Stricture fibreus⸱. Pyloroplastie le 12 octobre 1897. L'opération fut facile sans complication, et le chirurgien fut très surpris de voir apparaître une
péritonite aiguë qui emmena le malade en trois jours. A
l'autopsie, la pyloroplastie est parfaite. Il s'agit d'une infection
d'origine externe.

OBSERVATION LXXX. — Possempski (*Bulletino della R. Accademia di Roma*, 1890, p. 205).

Femme, 1890. Sténose bénigne par suite d'ulcus. Pyloroplastie.
Guérison.

OBSERVATION LXXXI

Pyloroplastie pour sténose cicatricielle. Mort trois jours
après; autopsie. Pylore et estomac en parfait état. Rien
n'explique la mort. Les pièces sont présentées à l'Académie
royale de Rome 1890.

Observation LXXXII. — Raüm (in Mikulicz)

Femme quarante-deux ans. Sténose cicatricielle du pylore. Pyloroplastie en 1894. Guérison.

Observation LXXXIII. — Remakers (*Bulletin méd. de l'Algérie*).

Homme quarante-cinq ans. Rétrécissement cicatriciel du pylore suite d'ulcus. Le 28 juillet 1892, pyloroplastie. Mort quarante-huit heures après l'intervention.

Observation LXXXIV. — Rœhmer (Wilhelm, thèse de Nancy 1893).

Homme de trente-cinq ans, atteint d'une sténose cicatricielle suite d'ulcus. Rœhmer pratique la pyloroplastie le 15 septembre 1892. Guérison opératoire. Quinze jours après les vomissements reparaissent et trois mois après on doit faire la gastroentérostomie.

Observation LXXXV. — Robson (*British med. Journal* 1895).

R. P..., trente-quatre ans. Sténose cicatricielle suite d'ulcus. Le début des accidents remonte à cinq années. Le 24 janvier 1895 pyloroplastie avec introduction d'une bobine d'os décalcifié ; guérison rapide et complète.

Observation LXXXVI

P..., cinquante-deux ans. Sténose cicatricielle suite d'ulcus. Le 8 avril 1895, pyloroplastie, guérison.

Observation LXXXVII

Pyloroplastie suivie d'une guérison rapide dans une sténose cicatricielle. Le malade gagne 4 kilos en quelques semaines.

Observation LXXXVIII. — Roux, de Lausanne (Septième Congrès français de chirurgie).

A fait une pyloroplastie dans une sténose cicatricielle ; le résultat fut très heureux.

Observation LXXXIX. — Schepkerd (in *med. Record*, 1895).

Homme vingt-neuf ans, fermier. Gastrite ancienne avec pyrosis. Dilatation stomacale par sténose suite d'ulcus. En novembre 1893, pyloroplastie, guérison. Le malade gagne 16 livres en quatorze semaines.

Observation LXC. — Selenkow (*Saint-Pétersbourg med. Woch.* 1893).

Femme de trente-deux ans. Sténose cicatricielle suite d'ulcus. Pyloroplastie avec incision de l'ulcus. Guérison lente. En novembre 1893 elle a gagné 11 livres et peut reprendre son travail.

Observation LXCI. — Senn (Grower, in *the Physician and Surgeon*, 1891).

Religieuse de quarante-sept ans. Sténose cicatricielle. Pyloroplastie le 16 juillet 1889. Guérison.

Observation LXCII

Homme cinquante et un ans. Sténose cicatricielle suite d'ulcus. Le 5 juillet 1891, pyloroplastie. Guérison. En deux mois le malade gagne 20 kilos (in *Med. Recor* 1893).

Observation LXCIII. — (in *Centralblatt f. Chirurgie* août 1893).

Homme de trente-quatre ans. Sténose cicatricielle du pylore suite d'ulcus. Adhérences épaisses avec la vésicule biliaire. Pyloroplastie. Guérison.

Observation LXCIV. — Tuffier (Société de chirurgie 26 avril 1899).

M. J..., cinquante-huit ans, entre le 25 février à Lariboisière, porteur d'une tumeur de l'estomac au niveau de la région pylorique. Laparotomie médiane sus-ombilicale. On trouve deux foyers morbides : une induration pylorique, et une tumeur occupant la petite courbure. Tuffier ne pouvant préciser la nature des lésions se décide à pratiquer une pylorotomie. L'incision du pylore permit de constater que la paroi du pylore était fibreuse et confirmait la présomption en faveur d'une sténose simple. Donc pyloroplastie suivant le procédé Heineke-Mikulicz. Dans ce cas la pylorotomie s'est montrée un bon moyen d'exploration, et elle est devenue curative par sa transformation en pyloroplastie.

II. — *Observations de sténoses cicatricielles par absorption de liquides caustiques.*

Observation XCV. — Bardéleben (*Deut. med. Woch.*, 1890).

Homme de trente-cinq ans. Sténose cicatricielle consécutive à l'absorption d'acide chlorhydrique. Sept semaines après l'accident, pyloroplastie. Le 26 juillet 1880, guérison. Cinq mois après le malade meurt tuberculeux. A l'autopsie, calibre du pylore normal.

Observation XCVI

Jeune fille de seize ans. Sténose par liquide caustique. Cachexie. Le 4 février 1890, pyloroplastie; guérison persistant deux ans après. Bardeleben l'a revue six ans après en bonne santé (24° Congrès des chirurgiens allemands, 1895).

Observation XCVII

Lithographe de vingt-trois ans. Sténose cicatricielle par acide chlorhydrique. Six semaines après l'accident, pyloroplastie. Guérison (*Centralblatt. f. Chir.*, 1895).

Observation XCVIII

M..., trente-cinq ans, 22 octobre 1894. Sténose cicatricielle consécutive à absorption de liquide caustique. Pyloroplastie. Guérison. Au bout de neuf mois la guérison se maintient.

OBSERVATION XCIX

Femme trente et un ans. Stricture consécutive à absorption d'acide sulfurique. Le 15 mars 1896, pyloroplastie. Morte dans le collapsus.

OBSERVATION C. — Cecherelli (*loc. cit.*)

M..., vingt-cinq ans. Le 9 mars 1892, sténose pylorique par acide chlorhydrique. Pyloroplastie. Guérison.

OBSERVATION CI

Femme vingt et un ans. Sténose cicatricielle par HCl. Le 8 juin 1894, pyloroplastie. Guérison.

OBSERVATIONS CII, CIII, CIV. — Colzi (*loc. cit.*)

A fait trois pyloroplasties pour sténoses cicatricielles dues à l'ingestion d'acide sulfurique. Trois guérisons. Un opéré a été revu trois mois après ayant gagné 10 kilos.

OBSERVATION CV. — J. von der Hœven (*Arch. für klin. Chirurg.* vol. XXXVII).

Homme de vingt-neuf ans. Sténose cicatricielle par HCl. Pyloroplastie le 1er août 1888. Guérison complète le 4 septembre 1888. Revu deux ans après. Le malade a repris son métier de maçon.

OBSERVATION CVI. — Jaboulay (*inédite*)

C. M..., vingt-huit ans, repasseuse, est adressée à M. Jaboulay par le docteur Gourdiat, de Clermont, avec les commémoratifs suivants :

Le 9 février 1899 cette jeune femme a avalé un mélange composé de : acide oxalique, acide sulfurique, eau.

Après une période où la malade est restée dans un état comateux très grave, elle s'est relevée peu à peu et environ un mois après l'absorption, elle présente des phénomènes de sténose pylorique ; elle se cachectise rapidement. Vomissements très fréquents, dilatation considérable en mars 1899. Le 24 laparotomie On trouve une cicatrice gaufrée de la grandeur d'une pièce de 1 franc. Le pylore admet la pulpe du petit doigt. Pyloroplastie suivie d'une guérison rapide. La malade est présentée en mai à la *Société des sciences médicales* par M. Boudin, interne du service ; parfaite santé.

Observations CVII, CVIII, CIX. — Kadiane.

A fait trois pyloroplasties pour sténoses pyloriques consécutives à absorption de liquide caustique. Il a eu deux guérisons et une mort (*Journal méd. de Botkin*, 1894, russe).

Observation CX. — Kohler (*loc. cit.*)

Femme de trente et un ans. Sténose cicatricielle par acide sulfurique. Pyloroplastie quinze jours après l'accident. Mort dix-huit jours après dans le coma. A l'autopsie, rien qui explique le décès.

Observation CXI. — Klemperer (*Berlin. Klin. Woch.*, 1891).

Femme de quarante ans, sténose cicatricielle par lessive de potasse. Pyloroplastie. Guérison difficile et lente mais parfaite la quatrième semaine.

Observation CXII. — Lauenstein (*Deut. med. Woch.*, 1891).

Homme cinquante-sept ans. Sténose cicatricielle consécutive à l'absorption de HCl. Pyloroplastie. Guérison opératoire mais récidive très rapide. Le malade se tue quinze jours après d'un coup de revolver.

A l'autopsie, énorme ulcère au niveau de la petite courbure passé inaperçu lors de l'intervention.

Observation CXIII. — Mikulicz (in Ortmann, *Deut. med. Woch.* 1891 et thèse de Hans Wagner, Breslau, 1895).

Henriette B... Absorption d'une cuillerée d'acide sulfurique. Trois mois après, 11 juin 1888, sténose pylorique.

Le 25 juin, pyloroplastie. Le pylore est plissé dans toute sa longueur, admet la pulpe du petit doigt. Guérison.

Dernières nouvelles de la malade sept ans après l'opération. Santé excellente. (Mikulicz, *loc. cit.*, 1897.)

Observation CXIV. — Postempski (*loc. cit.*)

Rétrécissement cicatriciel par absorption d'acide sulfurique. Pyloroplastie en 1890. Huit mois après mort par phtisie.

Observation CXV. — Riegner (*Deut. med. Woch.*, 1893).

Fille de vingt ans. Sténose par HCl.

Le 18 novembre 1892, pyloroplastie. Inanition. Mort vingt-quatre heures après l'intervention, sans cause connue.

L'autopsie n'explique rien.

OBSERVATION CXVI. — Stajner (*Bel's Memorabilien*, 1894).

M..., trente-quatre ans. Sténose par liquide caustique. Fortes adhérences entre la vésicule biliaire et le pylore. Cicatrice provoquant la sténose. Pyloroplastie, guérison.
Revue sept mois après en bonne santé.

OBSERVATION CXVII. — Selenkow (*loc. cit.*)

Enfant de sept ans ayant avalé une solution de chlorure de zinc à 50 %. Un mois après signes de sténose pylorique. Pyloroplastie, le 17 mai 1892. Sort guéri onze jours après. En septembre 1892, a gagné 60 livres.

OBSERVATION CXVIII

Homme, trente-cinq ans. Sténose par HCl. Pyloroplastie, le 23 octobre 1892. Guérison. Le malade a gagné . livres en trente jours.
Il meurt tuberculeux neuf mois après.
A l'autopsie, le pylore est en parfait état.

OBSERVATION CXIX. — Wanack (*St-Petersb. Med. Woch.* 1893).

Jeune homme de dix-sept ans. Sténose cicatricielle par acide sulfurique. Le 9 septembre 1892, pyloroplastie. Le 13 octobre il a gagné 24 livres.

OBSERVATION CXX. — Wiesinger (Mikulicz, in *Mittheilungen*)

M..., cinquante-six ans. Rétrécissement cicatriciel par absorption d'acide azotique. Pyloroplastie, guérison.

Observation CXXI. — Zaloziecki (*Wiener med. Blatt.* 1893).

H..., 35 ans. Sténose cicatricielle par HCl. Pyloroplastie en janvier 1893. Guérison.

Observation CXXII. — Zielenkow (Contribution à l'étude du traitement opératoire et des rétrécissements du pylore, in *Wratch*, 1898).

Enfant de sept ans ayant avalé une cuillerée à soupe de chlorure de zinc à 50 %. Dix jours après l'accident signes de sténose pylorique. Cachexie rapide.

Pyloroplastie. Guérison. L'enfant dans un délai de vingt jours avait augmenté de 10 livres.

Revu cinq ans après en bonne santé.

II. — Ulcères sténosants en activité

Le traitement chirurgical de l'ulcère en activité, sténosant soit par lui-même, soit par le spasme concomittant, a fait l'objet de nombreuses et récentes discussions, non seulement au point de vue de l'intervention elle-même, mais au sujet des indications même d'un traitement chirurgical. Examinons en premier lieu l'opportunité de ce dernier traitement.

Mikulicz, le premier, en 1887, traitait par la cautérisation et la pyloroplastie un ulcère en activité qui produisait d'abondantes hémorragies.

Roux, de Lausanne (1), publiait un cas de résection d'un ulcère suivi de pyloroplastie et accompagné de la ligature de la coronaire stomachique.

Kuster, en 1894, relate deux cas d'ulcères traités avec succès par la cautérisation et la gastro-entérostomie. Mais c'est en 1897, à la suite d'une discussion au congrès des chirurgiens allemands que la question fut nettement posée et les indications opératoires longuement étudiées par V. Leube et Mikulicz, rapporteurs.

V. Leube fait remarquer que l'intervention sanglante doit être exceptionnelle. L'ulcère, traité par les seuls moyens médicaux, n'amène la mort que dans 2,2 % des cas. Chez 4 % de ses malades seulement il n'a pas eu de résultat par le traitement médical exclusif. Il en conclut que la chirurgie ne doit intervenir qu'exceptionnellement en cas d'échec du traitement médical. Mikulicz croit que la mortalité dans l'ulcère est bien supérieure au chiffre de V. Leube et qu'elle varie entre 13 et 17 %.

Il a opéré quatre fois par la pyloroplastie des ulcères, et vu disparaître les symptômes de l'ulcère avec la sténose pylorique concomittante. En présence de ces quatre succès il n'est pas loin d'admettre la théorie par laquelle le rétrécissement du pylore serait la cause de tout le syndrome. De nombreux autres auteurs admettent avec Mikulicz le traitement chirurgical de l'ulcère de l'estomac en activité. Chaput (2) a fait la gastro-entérostomie cinq fois pour des cas analogues. Tuffier (3) présente en 1898 à la Société de chirurgie un malade chez lequel il a

(1) Congrès français de chirurgie de 1893.
(2) *Société de chirurgie*, 1898.
(3) Ibidem.

E. Pateau.

fait la gastro-entérostomie pour des hématémèses. Les hémorragies se sont arrêtées et le malade a guéri. Hartmann a eu un succès par la gastro-entérostomie chez un malade atteint d'ulcère et d'hyperchlorhydrie sans hématémèses. Enfin Doyen a guéri par la gastro-entérostomie de nombreux ulcères en activité.

En 1898, Dieulafoy (1) se montre partisan de l'intervention chirurgicale dans les grandes gastrorrhagies très abondantes, consécutives à l'*exulceratio simplex*. Enfin Savariaud (2) insiste, comme tous les auteurs précédents, sur la nécessité de faire le traitement chirurgical quand le traitement médical aura échoué. Jaboulay a eu dernièrement l'occasion de traiter par la pyloroplastie une malade qui présentait presque uniquement des hématémèses, probablement par *exulceratio simplex* (observation CXXV).

L'ulcère en activité, en dehors de toute complication péritonéale et de la perforation (l'intervention s'impose ici d'urgence), est donc passible d'un traitement chirurgical.

Nous allons essayer de préciser les indications et discuter quel est le genre d'intervention à adopter.

I. — INDICATIONS

1° *Échec du traitement médical.*

2° *Hémorragies.* — Elles peuvent fournir une indication absolue et une indication relative. L'indication est

(1) *Presse médicale*, 1898 : *Exulceratio simplex.*
(2) Thèse de Paris, 1898 et *Gazette des hôpitaux*, 1899.

absolue quand l'hémorragie est peu abondante, mais tenace et répétée à de petits intervalles et qu'elle n'est pas arrêtée par le repos, la diète et les opiacés.

Les sujets qui présentent ces hémorragies sont menacés d'une mort presque certaine (Marion) (1). L'indication est relative dans les hémorragies violentes car le malade est généralement trop affaibli quand on intervient; d'autre part ces hémorragies peuvent s'arrêter par le traitement médical. L'opinion des chirurgiens allemands est de s'abstenir dans ces cas à cause de l'état d'anémie aiguë qui rend la laparotomie presque sûrement mortelle.

Nous avons vu cependant que contrairement à cette opinion, Dieulafoy fait de l'abondance de l'hémorragie une indication des plus pressantes.

3° Douleurs violentes et vomissements répétés coexistant généralement avec la sténose spasmodique du pylore.

Cette sténose peut être produite par l'ulcère lui-même quand il siège dans la lumière du pylore et que ses bords sont indurés et tuméfiés; ou encore par le spasme du sphincter pylorique qui accompagne l'ulcère, comme le spasme anal accompagne la fissure.

Ajoutons que le spasme peut exister seul avec un ulcère à distance, créant ainsi une sténose du pylore qui est la cause des vomissements et qui complète le tableau symptomatique de l'ulcère de l'estomac.

---

(1) *De l'intervention chirurgicale dans l'ulcère simple de l'estomac*, thèse de Paris, 1896.

II. — Quelle est l'intervention de choix ?

Dans les cas d'hématémèses symptomatiques d'un ulcère en activité avec ou sans sténose spasmodique, c'est la pyloroplastie qui nous paraît l'opération la plus rationnelle, seule, si l'ulcère est loin du pylore, combinée au traitement direct de l'ulcère (cautérisation, grattage, excision), s'il est près de la région pylorique. Nous basons cette opinion sur les faits suivants.

1° La pyloroplastie est moins grave que la gastro-entérostomie. Sa mortalité est moindre ;

2° La pyloroplastie met l'estomac au repos et arrête les hémorragies par ce fait, tout comme la gastroentérostomie ;

3° Elle arrive comme cette dernière à faire disparaître l'hyperchlorhydrie qui est souvent la cause de l'ulcère ou qui en tout cas retarde sa cicatrisation ;

4° Enfin elle permet grâce à la large pylorotomie qu'elle nécessite d'explorer mieux l'estomac et de traiter directement l'ulcère, ce qui est presque impossible dans la gastro-entérostomie.

A l'appui de cette thèse nous ne pouvons mieux faire que de relater les propres paroles de Mikulicz sur les quatre cas qu'il a opérés par la pyloroplastie pour ulcères ouverts de l'estomac.

« Je dois parler, dit-il (1), de quatre malades guéris par la pyloroplastie après un diagnostic fermement posé.

---

(1) Mikulicz. — *Loc. cit.*

« Les patients avaient pendant plus ou moins longtemps usé de médication interne sans résultat. Dans un cas les signes d'ulcère existaient depuis sept années, dans un autre depuis neuf ans.

« Dans deux cas l'ulcère gros comme une pièce de 5 et 10 pfennig siégeait au pylore. Deux fois sur la petite courbure, éloigné de 5 et 10 centimètres.

« Dans les deux premiers cas, la base de l'ulcère fut incisée, la surface ainsi cruantée fut suturée et l'on fit ensuite la pyloroplastie.

« Dans les quatre cas il y avait une sténose spasmodique et le pylore admettait à peine la pulpe du doigt.

« Tous les symptômes disparurent après l'opération mais pas dans le même laps de temps. Dans les deux cas où l'on ne toucha pas à l'ulcère, les douleurs disparurent immédiatement, dans les deux autres cas elles reparurent à intervalles plus ou moins prolongés, mais cessèrent absolument à partir du cinquième mois après l'opération. L'hyperchlorhydrie constatée avant l'opération tomba rapidement. »

De l'étude de ces quatre malades Mikulicz conclut que l'évacuation insuffisante et pénible de l'estomac, l'hyperacidité, et l'ulcère sont trois phénomènes qui dépendent les uns des autres et que l'existence de ce triple syndrome est une indication type de la pyloroplastie après échec du traitement médical.

« Les chances de mort qu'a un malade porteur d'un ulcère de l'estomac non cicatrisé ne sont pas moindres que celles qu'on lui fait courir en l'opérant par une technique parfaite ; il n'en est pas de même si on lui fait une gastro-entérostomie, opération toujours pleine de secrets et d'imprévu. »

Nous pouvons ajouter qu'on peut en dire autant de l'*Exclusion du pylore* par la méthode d'Eiselberg préconisée par Savariaud. Mieux vaut réserver celle-ci pour le traitement des sténoses cancéreuses, où elle trouve une indication indiscutable.

Un immense avantage de la pyloroplastie, avons-nous dit, dans le traitement de l'ulcère est de permettre, à la faveur de la pylorotomie qui constitue son premier temps, de pouvoir faire un traitement direct de celui-ci. Deux cas peuvent se présenter :

1° Ou l'ulcère est loin du pylore : on devra alors se contenter de la pyloroplastie pure et simple;

2° Ou l'ulcère est au pylore même et le chirurgien devra en faire l'ablation et l'excision s'il siège à la face antérieure et supérieure et terminer ensuite par la pyloroplastie en utilisant la plaie de l'excision. Dans le cas contraire, l'ulcère mis à jour par l'incision longitudinale du pylore sera traité par le curettage et la cautérisation qui hâteront la cicatrisation et arrêteront les hémorragies.

En cas d'hémorragie grave on pourra faire en outre la ligature de la principale artère. Roux, de Lausanne, a fait la ligature de l'artère pylorique avec succès, pour triompher d'une hémorragie au niveau d'un ulcère. On pourra parfois se contenter de la suture des bords de l'ulcère avec l'aiguille de Reverdin.

Marion conclut de nombreuses expériences chez le chien que ces moyens n'ont aucun inconvénient pour la vitalité du territoire irrigué. Néanmoins Mikulicz a observé à la suite d'une ligature d'une grosse artère de l'estomac une gangrène de la paroi et la mort du malade. Il s'agissait, il est vrai, d'un carcinome de la petite courbure et peut-être la vitalité des tuniques de l'estomac était-elle beaucoup moindre que dans un cas d'ulcère (in *Mittheilungen aus den Grensgebieten*, etc., 1897, anghang I, n° 25).

Le nombre des cas de pyloroplastie pour ulcère en activité est encore assez restreint pour que nous donnions ici avec quelques détails les observations que nous avons pu réunir.

Observation CXXIII. — Czerny (*loc. cit.*)

Femme de trente ans ayant un ulcère de l'estomac. Pyloroplastie le 17 janvier 1893. Guérison persiste le 21 février 1895. A cette époque la malade a gagné 13 kilos.

Observation CXXIV

Homme de trente ans porteur d'un ulcère du pylore. Le 17 décembre 1897, pyloroplastie. Mort treize jours après de tétanie.

Observation CXXV. — Jaboulay (*inédite*)

M. E..., cinquante-six ans. Père mort de traumatisme, mère d'affection inconnue. Mariée et mère de deux enfants; réglée à quinze ans; ménopause à cinquante-trois. Il y a un an début de l'affection actuelle par douleurs vives survenant soit à jeun, soit une heure et demie après le repas environ.

Le 28 février 1899 la malade a brusquement une hématémèse au milieu de la nuit. Le lendemain, nouvelle hématémèse assez abondante, s'accompagnant de bourdonnements d'oreille, de tendances syncopales.

L'état général paraît grave. Le ventre est très bombé à la région épigastrique.

Le 1ᵉʳ mars 1899, laparotomie. Pylorotomie. Évacuation de quelques caillots. Le doigt explorateur ne rencontre ni tumeur, ni trace d'ulcère. M. Jaboulay pense à une *exulceratio simplex* Suture de l'incision longitudinale, transversalement suivant la méthode Heineke-Mikulicz.

Suites opératoires excellentes. Le 1ᵉʳ avril elle quitte l'hôpital guérie.

Revue le 13 avril en bonne santé.

OBSERVATION CXXVI. — Mikulicz (*loc. cit.*).

Anna Shermann, âgée de vingt ans, mariée, dit avoir avalé dans sa jeunesse une grande quantité de vinaigre. Consécutivement, troubles gastriques, douleurs, éructations, vomissements, hématémèses.

En janvier 1887, elle entre dans un service de médecine. La limite inférieure de son estomac est alors à l'ombilic. Elle est traitée quatre semaines (styptiques, diète lactée, alimentation par la voie rectale).

Point d'amélioration.

13 février. — Adynamie considérable, elle entre à la clinique chirurgicale.

Le diagnostic d'ulcère rond et de sténose probable du pylore s'imposant, une intervention est décidée.

Incision de 10 centimètres parallèle aux arcs costaux et à 5 centimètres au-dessous d'eux, commençant sur la ligne médiane. Rien d'anormal sur la paroi antérieure de l'estomac que l'on trouve fortement dilaté. Les viscères amenés au dehors, le pylore est intéressé par une incision longitudinale de 5 centimètres.

L'estomac est vide par cette voie d'environ 1 litre de liquide rouge brun.

La muqueuse gastrique est épaissie et vasculaire. Le pylore est considérablement rétréci. Il a à peine le calibre d'une plume d'oie. Sur sa paroi postérieure existe un ulcère rond de 8 à 10 millimètres de diamètre.

Il est recouvert de sang coagulé et s'enfonce de 2 centimètres dans la substance du pancréas. Ses bords sont indurés. Cautérisation au thermo du fond de l'ulcus.

Suture de l'incision pylorique dans un sens perpendiculaire à la direction primitive.

Suture de la paroi abdominale.

Mort cinquante heures après l'opération.

A l'autopsie, shock et péritonite, pylore perméable.

Observation CXXVII

H. F..., quarante-neuf ans. Depuis quatre semaines a du catarrhe intestinal. A toujours eu un estomac faible. Vomissements souvent mêlés de sang. Crampes et douleurs d'estomac. On sent, à l'entrée à la clinique, une résistance sous les arcs costaux produite non par une tumeur mais par la contraction des muscles droits.

Le 22 juin 1893. L'estomac ne présente rien d'anormal. On doit cependant en tenant compte des hématémèses admettre un ulcère inaccessible à l'exploration. Comme l'anneau pylorique est fortement contracturé on fait la pyloroplastie. Le 11 juillet la malade sort guérie. Revue six mois après en très bonne santé.

Observation CXXVIII

Anna L.... En octobre 1887, sans cause extérieure survinrent de très vives douleurs stomacales. Elles disparurent ensuite jusqu'en 1892 puis reparurent avec une hématémèse où la malade perdit 250 grammes de sang. Le 20 novembre 1896 anémie, mauvais état général. Acidité totale 0,18. HCl libre 0,1. Le 26 novembre 1896 pyloroplastie. Estomac dilaté. Pylore contracté. On voit un ulcère gros comme une pièce de 50 centimes. Guérison le 11 janvier 1897.

En juin de la même année la malade continue à être très bien. Elle a gagné 10 livres et a repris son travail.

OBSERVATION CXXIX

G. B..., trente-six ans, cantonnier. Douleurs depuis deux ans, anorexie, vomissements. Pas d'hématémèses. Dilatation marquée.

Le 21 février 1897, laparotomie.

On fait au pylore une incision de 3 centimètres, et par l'exploration digitale on sent à 5 centimètres du pylore un ulcère de la grosseur d'une pièce de 1 mark. Extirpation de l'ulcère et pyloroplastie. Guérison rapide.

Dernières nouvelles le 19 juin 1897, santé assez bonne. De temps en temps quelques douleurs ; pas de vomissements.

OBSERVATION CXXX

M. K..., trente-quatre ans. Hématémese en 1889. Le 5 novembre 1892, douleurs, vomissements de sang. Acidité totale, 0,28. HCl libre, 0,16. Le 7 novembre, l'estomac est assez dilaté. Laparotomie. On trouve près du pylore un ulcère du volume de 1 pfennig. Pyloroplastie après incision de l'ulcère. Disparition des hématémèses. Guérison. Dernières nouvelles en juin 1897. La malade a eu quelques douleurs. Elle mange de tout et digère bien.

Observation CXXXI

Anna J..., trente-deux ans. La malade a des douleurs épigastriques et des vomissements. Elle a beaucoup maigri. Opération le 17 février 1897. Pylore épais, très serré, sur la paroi antérieure ulcère en activité. Résection de l'ulcère. Pyloroplastie. Guérison. La malade prend 11 livres avant de quitter la clinique.

Dernières nouvelles en juin 1897. Elle mange et digère le pain et les pommes de terre.

Observation CXXXII

Ignace L...., trente et un an. Début il y a deux ans, par des douleurs et des vomissements. Pas d'hématémèses.

Le 27 novembre 1895, la malade est très amaigrie. L'estomac descend au-dessous de l'ombilic. Le 7 décembre 1895, opération : à l'ouverture du pylore, on reconnaît un ulcère en activité gros comme une pièce de 5 marks. Extirpation de l'ulcère sans blessure de la séreuse sous-jacente. Suture des bords de la muqueuse et pyloroplastie. Guérison.

Observation CXXXIII

S. L...., dix-neuf ans. Vomissements et hématémèses répétés. Obscurité nette du sommet droit.

En avril 1896, opération. L'estomac est en sablier. A l'ouverture du pylore on voit un ulcère cause de l'estomac en sablier; cet ulcère est cautérisé au thermo-cautère. Le pylore étant en outre très serré on fait la pyloroplastie. Guérison opératoire. Le 23 mai 1896, le patient est en bonne santé.

Le 19 juin 1897, il a repris quelques vomissements et quelques douleurs.

Observation CXXXIV

Auguste M..., trente-cinq ans. Reçu le 9 décembre dans un très mauvais état de santé. Le cœur est très faible. Douleurs et vomissements. Le 12 décembre, opération. Estomac peu dilaté, on sent à l'ouverture du pylore une tumeur comme la paume de la main qui n'est autre qu'un grand ulcère en évolution. On fait une pyloroplastie. Du 12 au 15 décembre, vomissements fréquents marc de café. Anémie aiguë et le 15 décembre mort. A l'autopsie, pas de péritonite.

Observation CXXXV. — Morison (*The Lancet*, 1898).

Homme vingt-huit ans. Alcoolisme. Début des symptômes douloureux il y a six ans, et des vomissements il y a six mois. Estomac dilaté.

Opération le 3 mai 1896. Après pylorotomie on trouve un petit ulcère en activité sur la paroi postérieure du pylore et des cicatrices d'autres ulcères en dehors du pylore.

Le pylore très serré admet le bout d'une pince hémostatique.

Poids ordinaire, 10 stones 1/2.

Poids avant l'opération, 7 stones 1/2.

Poids à la sortie de l'hôpital, 11 stones.

Revu vingt mois après pesant 11 stones 8 livres, en très bonne santé. Exerce la profession de tailleur de pierres.

Observation CXXXVI

Homme cinquante-six ans. Estomac délicat et gastralgie depuis vingt-cinq ans.

Début des vomissements et des douleurs il y a un an. Le

3 septembre 1897. Pyloroplastie. Pylore dur et admettant une grosse pince hémostatique. Ulcère en activité au-dessous et en arrière tout près du pylore. Guérison. Prend 3 stones de poids avant de quitter l'hôpital. Revu deux mois après sans malaises stomacaux.

OBSERVATION CXXXVII. — Roux de Lausanne (7ᵉ Congrès français de chirurgie).

A fait une pyloroplastie avec succès pour un ulcus en activité.

III. — LES STÉNOSES SPASMODIQUES

Elles sont le plus souvent secondaires à une cause irritative stomacale. Nous avons déjà parlé précédemment des spasmes coexistant avec les ulcères en activité. Nous ne reviendrons pas sur l'étude de ces sténoses spasmodiques secondaires et nous envisagerons ici uniquement les spasmes du pylore en dehors de toute lésion organique de l'estomac, ceux qui dépendent de l'hyperchlorhydrie, ou d'un état particulier du système nerveux.

Chez les hyperchlorhydriques, l'interprétation de la pathogénie du rétrécissement spasmodique a donné lieu à bien des discussions et pour ne signaler que les principales nous rappellerons les suivantes :

Hayem, Robin et Debove (1) ont interprété très différemment la question. Tandis que Hayem admet que la sténose mécanique est l'origine primitive de l'hyperchlo-

(1) *Compte rendu de l'Académie de médecine*, 1897 et *Semaine médicale*, 1897.

rhydrie et du syndrome de Reichmann, Robin admet comme lui que l'obstacle est primitif, qu'il n'est pas mécanique, mais fonctionnel, c'est-à-dire spasmodique. Debove au contraire est d'avis que la gastro-succorée est primitive et le spasme secondaire.

En se basant sur l'étude de leurs opérés, Carle et Fantino semblent avoir apporté un éclaircissement sérieux à la question et leur opinion paraît la plus adoptable. Sur 41 opérés de sténoses bénignes, ils ont trouvé 9 malades chez lesquels existait de la contracture sans aucune autre lésion intrinsèque ou extrinsèque. Ces malades avaient une grande quantité de liquide résiduel à jeun et au cours de l'intervention on n'a pas trouvé de rétrécissement véritable. D'autre part, ces malades n'étaient pas des atoniques car l'estomac se contractait très violemment et d'une façon très visible à chaque excitation mécanique ou chimique (palpation, ingestion alimentaire). Enfin les parois stomacales étaient notablement hypertrophiées au moment de l'intervention. Dans ces neuf cas il est vraisemblable d'admettre comme cause de sténose le spasme permanent du pylore, et la plupart de ces malades étant des hyperchlorhydriques, on a tout naturellement attribué le spasme à l'hyperchlorhydrie. Cette hypothèse est d'autant plus vraisemblable que l'on voit journellement cesser le spasme du pylore et l'estomac se vider si l'on neutralise l'excès d'acide chlorhydrique de l'estomac par le bicarbonate de soude.

Ewald, Boas, Pfungen et Ullmann, par des recherches expérimentales, ont montré qu'une forte acidité, 2 à 5 %, engendre le spasme et provoque la rétention gastrique. Cette action est d'autant plus vraisemblable que c'est sous l'influence du simple travail de la digestion et de la sécrétion chlorhydrique que se fait la fermeture physiologique du pylore et que ce dernier ne s'ouvre qu'au moment où les aliments sont réduits à l'état de chyme (von Mering, Hirsch, Moritz).

Il est donc très délicat de dire si c'est l'hyperchlorhydrie qui crée le spasme ou le spasme qui crée l'hyperchlorhydrie.

Carle et Fantino pensent que les modifications sécrétoires constatées après l'opération désténosante doivent faire résoudre le problème dans le sens du spasme fait primitif. Le spasme serait sous la dépendance de causes nerveuses ; sous l'influence du spasme, l'irritation gastrique produite par la rétention aboutirait à l'hyperchlorhydrie.

Sur leurs 41 opérés, 18 ont été soumis à un examen minutieux avant et après l'intervention. Or, dans 17 cas l'hyperchlorhydrie a cessé définitivement au moment où l'obstacle à la progression des aliments a cessé. Si l'hyperchlorhydrie était l'affection primitive, ce résultat si constant de l'opération serait inexplicable.

Que devient la sténose spasmodique si l'affection est abandonnée à elle-même ? Elle s'aggrave de plus en plus, les tuniques musculaires s'hypertrophient et l'on voit survenir une véritable sténose organique par hypertrophie des fibres du sphincter pylorique. Des faits de ce genre ont été signalés par Doyen. Dès lors le traitement médical n'a plus de résultat et se pose l'indication d'une intervention qui doit consister d'abord en une laparotomie exploratrice ; si celle-ci confirme le diagnostic de sténose spasmodique, la pyloroplastie trouve une de ses applica-

tions la plus anodine et la plus efficace. Car en général.
dans ce genre de sténose, on ne rencontre ni adhérence,
ni péripylorite, ni lésion organique des parois du pylore.
Cet organe très mobile est facilement attiré au dehors; on
opère en tissu sain et la pyloroplastie paraît infiniment
supérieure à la gastro-entérostomie. De l'avis même de
Doyen les sténoses spasmodiques constituent une excellente indication de la pyloroplastie en cas d'échec du traitement médical. « Cette opération, dit-il, ne saurait être
faite sans danger que sur le pylore sain et contracturé
elle demeure l'opération de choix quand la contracture
se compliquera non plus de dilatation, mais d'intolérance
gastrique; il serait même possible de la réduire à une
intervention absolument inoffensive : la section du
sphincter sans incision de la muqueuse. »

La fréquence des sténoses spasmodiques a été très
diversement appréciée. En exceptant celles qui accompagnent une lésion organique de l'estomac (ulcère, cancer)
Carle et Fantino en ont admis 9 sur 41 opérés. Doyen (1)
dit avoir rencontré sur 61 sujets 15 rétrécissements cicatriciels et 46 sténoses spasmodiques. Peut-être cet auteur
comprend-il dans ce chiffre toutes les sténoses accompagnant des ulcères en activité. Nous n'avons pu réunir
sur 171 cas de pyloroplastie pour sténose bénigne, que
15 rentrant dans la classe des sténoses spasmodiques
telles que nous les avons définies au début de ce chapitre.

Nous en donnons ici les observations.

(1) *Semaine médicale*, 1898, page 270.

Observations CXXXVIII-CXLII. — Carle (*loc. cit.*)

Sur les 14 pyloroplasties de ce chirurgien 5 ont été faites pour gastréclasies avec contractures spasmodiques du pylore avec succès. (X° congrès des chirurgiens-italiens.)

Observation CXLIII. — Doyen (*loc. cit.*)

Femme de trente-cinq ans. Sténose probablement spasmodique. Pyloroplastie les derniers jours de mai 1892. Mort le 4 juin 1892 par collapsus. A l'autopsie pas de péritonite.

Observation CXLIV

Femme de vingt-trois ans. Maladie de Reichmann avec contracture du pylore. Le 28 mai 1892 pyloroplastie. Le 31 mai mort. Pas de péritonite à l'autopsie.

N. B. — Ce sont ces deux insuccès, dans des cas où la pyloroplastie est le plus bénigne, qui ont rendu Doyen si sévère pour cette opération, et qui l'ont poussé à ne plus la tenter dans les années suivantes.

Observation CXLV. — Mikulicz (*loc. cit.*)

Israël T..., douze ans. Depuis six mois présente une constipation très marquée et des vomissements fréquents. Depuis une émotion morale datant de quatre mois (noyade d'un camarade d'école) le patient vomit tout hormis le lait et le thé. Douleurs au niveau de la région pylorique augmentées par la pression. L'estomac descend à deux travers de doigts au-dessous du nombril.

E. Placcat.   5

Le 25 novembre 1896, opération. Quelques adhérences entre le foie et le pylore. Ce dernier organe est fortement contracturé. Pyloroplastie. Guérison opératoire, mais non fonctionnelle. Le malade continue à avoir de temps en temps quelques vomissements. Le 27 février 1897 il est nettement amélioré, et a gagné 7 livres. Il est classé néanmoins parmi les non guéris.

Observation CXLVI. — Miller (*The Lancet*, 1895)

Femme de quarante-huit ans. Sténose spasmodique. Le 31 août 1893, pyloroplastie. Guérison parfaite se maintenant quinze mois après son opération. Miller a donné récemment, en 1897, des nouvelles de son opérée qui se porte très bien (*Brit. med. Journal*, 1897).

Observation CXLVII. — Morison (*The Lancet*, 1895)

Femme de quarante-huit ans souffrant de douleurs et de vomissements depuis cinq ans. Elle ne peut plus supporter que le lait et une alimentation liquide. On sent un nodule au niveau du pylore qui paraît très mobile. Le 16 juillet 1894 opération de Heineke-Mikulicz. Le pylore est tellement serré qu'on ne put passer une pince hémostatique fermée. On ne trouve aucune trace d'ulcère ancien ou récent. Il s'agit d'une contracture simple.

Trois semaines après la malade fut montrée guérie à une réunion de la Société médicale du Northumberland.

Le 21 janvier 1895 elle écrit qu'elle a pris 2 st. 1/2 et que sa santé est excellente. Elle digère tout ce qu'elle prend.

Observation CXLVIII. — Morison (*The Lancet*, 1898)

Homme de quarante-deux ans. Alcoolique. Présente des vomissements fréquents après les repas mais peu de douleurs.

L'estomac dilaté descend au-dessous de l'ombilic. Le 27 mars 1897, pyloroplastie. Anneau pylorique très serré à bords tranchants admettant à peine la pulpe du petit doigt. Manifestement contracturé par spasme. Guérison. Revu sept mois après l'opération en très bonne santé. L'estomac est presque revenu complètement sur lui-même.

Observation CXLIX

Homme trente-deux ans. A eu antérieurement la fièvre scarlatine et la fièvre paludéenne. Début des symptômes, il y a deux ans, par des douleurs et des vomissements. Depuis deux mois les douleurs sont incessantes. Le 11 août 1896, pyloroplastie. Le pylore très serré ne présente aucune lésion organique, il est contracturé. Guérison. Huit mois après l'opération le malade a gagné plusieurs stones et digère très bien.

Observation CL. — Poncet (in thèse de Caujole, Lyon 1895)

M. X..., vingt-trois ans. Antécédents héréditaires nerveux. Crises d'hystérie. En novembre 1893, symptômes gastriques accusés ; douleurs, pyrosis, vomissements deux ou trois heures après le repas. Examen du suc gastrique fait par M. Désir de Fortunet, de Chalon-sur-Saône, montre une hyperacidité très marquée. Cachexie de plus en plus accusée. Diagnostic : sténose pylorique de nature indéterminée Le 30 mars 1894, laparotomie. On constate une sténose spasmodique admettant la pulpe du petit doigt. Pyloroplastie. Guérison.

Deux mois après on voit reparaître les vomissements pendant quelque temps, mais en juin 1895, la guérison est complète. M. Désir écrit : « la pyloroplastie l'a sauvé de l'inanition. »

OBSERVATION CLI. — Terrier (*Traité de chirurgie
stomacale* de Terrier et Hartman, Paris, 1899).

M. X..., trente-six ans. A eu antérieurement des coliques
hépatiques. Entré en 1897 à la maison de santé de la rue Bizet.
Elle se plaint de digestions pénibles et de vomissements alimentaires.

Intervention le 10 novembre 1897. Laparotomie. Pas
d'adhérences avec la vésicule. La région pylorique est formée
en partie par un anneau contracturé. Pyloroplastie. Guérison.

Examinée de nouveau le 18 janvier 1898.

Insufflation. L'estomac paraît déplacé. La région pylorique
est descendue dans son ensemble. Pas de clapotage à jeun.
Repas d'épreuve.

Acidité totale.	1,008
Gunzburg	0
Vert brillant.	0

L'estomac se vide bien. Revue huit mois plus tard en bonne
santé.

OBSERVATION CLII

J. D..., trente-neuf ans. Depuis six mois perd ses forces et
maigrit. Digestions pénibles. De temps en temps pyrosis après
les repas. Le 14 septembre 1898, intervention. Pylore dur,
inégal, sans ulcérations, cicatrice ni tumeur. Pyloroplastie.
Guérison.

IV. — STÉNOSES DIVERSES NON CANCÉREUSES DU PYLORE

Nous réunissons sous ce titre un certain nombre de cas
de sténoses du pylore non cancéreuses ayant été traitées
par la pyloroplastie et qui ne peuvent être classées dans

aucun des chapitres précédents, soit que les détails fournis par l'observation ne permettent pas un diagnostic exact, soit qu'il s'agisse d'affections rares et que l'on n'a eu que bien peu souvent l'occasion de traiter par la pyloroplastie.

Les sténoses congénitales. — Ces sténoses ont fait l'objet d'une communication de Still à la Société pathologique de Londres (2 février 1899). Dans les trois cas qu'il signale les symptômes caractéristiques de l'affection (vomissements, constipation, amaigrissement progressif tumeur pylorique) ont débuté à l'âge de trois mois, de six et trois semaines.

La cachexie survint deux à trois mois après le début des symptômes. Chez tous ces malades on trouva à l'autopsie le pylore transformé en une véritable tumeur formée par l'hypertrophie des fibres circulaires du sphincter. Il n'existait pas de prolifération du tissu musculaire. Still fait remarquer à ce sujet que l'état de contracture persistait après la mort et ce fait est important à connaître quand on envisage la pathogénie de la sténose congénitale.

Certains auteurs pensent qu'il s'agit là :

1° D'un simple spasme par inflammation gastrique ;

2° D'une hypertrophie secondaire ; d'autres au contraire d'une sténose primitive pylorique par hypertrophie congénitale du pylore.

Nous n'avons pu trouver de pyloroplastie dans ces cas types de sténose congénitale.

Néanmoins nous reproduirons ici une observation de pyloroplastie chez un enfant de cinq ans, où l'on a rencontré des lésions assez analogues à celles trouvées à l'autopsie des trois cas de Still, et où la pyloroplastie a été suivie d'un plein succès.

Ce cas pourrait encourager à tenter cette opération dans certains cas bien nets de sténose congénitale chez les nourrissons.

OBSERVATION CLIII. — Sonnenburg (Réunion libre des chirurgiens allemands, Berlin, 9 novembre 1897).

Pyloroplastie chez un enfant.

Garçon de cinq ans. A la suite d'une scarlatine, présente tous les signes d'un catarrhe de l'estomac et d'une sténose pylorique.

Les lavages quotidiens n'ayant donné aucun résultat et la cachexie s'accentuant, on fait une laparotomie. Énorme dilatation. Estomac au pubis occupant presque toute la cavité abdominale.

Le pylore a des parois très épaisses, et offre le calibre d'une petite sonde uréthrale.

Pas trace d'ulcus ni de cicatrice. Il s'agit d'une contracture spasmodique probable, suivie d'un épaississement des tuniques ayant rendu la sténose permanente.

Pyloroplastie. Résultats excellents.

Deux mois après l'enfant a gagné 2 kilogrammes.

La dilatation a notablement rétrocédé.

Peut-être s'agissait-il dans ces cas d'un rétrécissement congénital peu serré au début et dont l'augmentation s'est produite à l'occasion de la scarlatine et de l'inflammation gastrique consécutive.

Bouveret admet en effet que l'enfant peut vivre avec un

rétrécissement moyennement serré, celui-ci ne se traduisant par d'autres symptômes que par une dilatation d'estomac, plus ou moins considérable.

Sténose hypertrophique. — Cette lésion est très rare. Elle appartient, dit Bouveret, à l'âge moyen de la vie et paraît se développer sous l'influence du catarrhe chronique de l'estomac. Elle aboutit à la dilatation et à la cachexie.

Nous avons trouvé deux cas de ce genre traités et guéris par la pyloroplastie.

Observation CLIV. — Selenkow (*loc. cit.*)

Homme de trente-deux ans. Sténose hypertrophique du pylore. Traitée d'abord par l'opération de Loreta et suivie de récidive.

Un mois après, pyloroplastie. Guérison.

Observation CLV. — Colzi (*loc. cit.*)

Femme quarante-quatre ans. Sténose par gastrite glandulaire et hypertrophie du pylore. Le 21 mars 1892, pyloroplastie. Guérison.

Les digestions redeviennent normales.

En trois mois la malade gagne 12 kilogrammes.

Sténose par traumatisme. — Il s'agit dans ces cas d'un processus cicatriciel analogue à celui qui suit l'ulcère de l'estomac.

Observation CLVI. — Limont et Page (*The Lancet*, 8 juillet 1892)

Ouvrier maçon, traumatisme dans la région de l'hypocondre droit. Troubles gastriques consécutifs pendant onze ans. Le 2 mai 1892 pyloroplastie, incision losangique des formations cicatricielles déterminant la sténose. Guérison.

En trois mois le malade gagne 8 kilos et reprend ensuite son métier.

Observation CLVII
Slepinsky (Russe) (*Centralblatt für Chirurgie*, 1894)

Homme trente-cinq ans. Sténose traumatique consécutive à un tamponnement entre deux wagons. Pas de lésion apparente de la paroi abdominale.

Neuf ans après pyloroplastie. Guérison.

Sténose pylorique d'origine biliaire. — Il arrive parfois que la sténose pylorique a sa source dans une affection des voies biliaires et la thèse d'Alex (1) nous donne une étude très approfondie de ces faits exceptionnels.

Le plus souvent la sténose est d'origine exogène et alors le mode d'intervention le plus rationnel est d'agir sur cette cause extrinsèque sans toucher au conduit pyloro-duodénal.

Parfois il s'agit d'un calcul enchatonné, ou ayant amené après ulcération un rétrécissement cicatriciel.

Dans des cas de ce genre on pourra avoir à pratiquer, suivant des circonstances assurément exceptionnelles, une pyloroplastie.

Nous donnons ici trois observations comme exemple.

(1) Thèse de Lyon, 1896.

Observation CLVIII. — Mermann, assistant de Czerny (*Beitrœge zurKlinische Chirurgie*, 1895). Voir in extenso in thèse d'Alex.

Femme entrée le 2 mars 1894.

Souffre depuis huit mois de coliques hépatiques accompagnées de signes de sténose pylorique : gastralgie, vomissements, amaigrissement rapide.

On trouve une tumeur du volume d'un œuf sous le bord libre du foie.

Le 5 mars 1894, laparotomie. On trouve, causée par la progression d'un calcul, une perforation faisant communiquer la vésicule biliaire et le duodénum et une sténose avec dilatation de l'estomac. Les bords de la partie sténosée sont incisés dans le sens longitudinal et réunis transversalement. Suites très simples et guérison. Cholécystomie pour évacuer de la vésicule les calculs qu'elle contient.

Observation CLIX

Carle et Fantino *Sem. Médicale*, 1898), citent deux observations où la sténose provenait d'adhérences entre le pylore et la première portion du duodénum avec la vésicule biliaire rétractée vers le hile du foie. Carle pratique la cholécystectomie, puis la pyloroplastie dans les deux cas, et celle-ci, bien que très laborieuse, fut couronnée de succès.

Sténose tuberculeuse. — La sténose tuberculeuse est une véritable rareté. Il est intéressant de rapporter que parmi les rares cas connus, il en est un qui a été traité par la pyloroplastie suivant un procédé spécial étudié au chapitre de la technique.

OBSERVATION CLX. — Durante (*Policlinico*, 1894)

Sténose bacillaire si étendue que l'auteur ne croit pas devoir faire un Heincke-Mikuliez typique. Une déchirure étendue s'étant produite pendant une opération de Loreta, Durante pratique sur la paroi antérieure une incision en Y dont la queue regarde le duodénum. Par glissement le lambeau triangulaire est amené entre les deux lèvres de l'incision longitudinale formant la queue de l'Y.

Cet Y est de la sorte transformé en V et un élargissement notable du pylore est obtenu.

Guérison rapide se maintenant au bout de quatre ans.

Sténose par tumeurs bénignes du pylore. — Nous rapportons ici deux cas où la pyloroplastie a été effectuée une fois pour fibrome de l'estomac et une fois pour polypes. On sait que ces dernières tumeurs sur lesquelles Tuffier a fait une publication in *Presse médicale*, 1898. siégeant plus ou moins près du pylore, ont un pédicule plus ou moins long et qu'il peut arriver qu'elles soient formées dans l'orifice pylorique, où elles s'enchatonnent tout en gardant leur attache stomacale par leur pédicule. Dans des cas de ce genre la pyloroplastie est le moyen de choix pour les exciser et pour permettre l'élargissement du pylore sténosé.

OBSERVATION CLXI. — Lauenstein Kœhler in (*Deut. med. Woch.*, 1890)

Femme, quarante-deux ans. Fibrome étendu de la face antérieure du pylore. Le 28 mai 1889, pyloroplastie.

Mort par péritonite quatre jours et demi après l'intervention.

OBSERVATION CLXII. — Novaro (*loc. cit.*)

Femme, quarante-quatre ans. Sténose fibreuse et polypes. Pyloroplastie le 30 juin 1888. Guérison se maintenant parfaite deux ans après.

Mentionnons enfin cinq cas de pyloroplastie dont nous n'avons pu nous procurer les observations détaillées (cas CLXIII, CLXIV, CLXV, CLXVI, CLXVII) :

1 de Beach, in *Boston Med. and Surgery*, 1897.

2 de Giordono, in Giovanni Rumi : *Contributo alla cura delle stenosi fibrose e musculari del pyloro. Clinica chirurgica*, Milan, 31 mars 1896.

1 d'Orechia, *Rif. med.*, 1896.

1 de Paci, in *Policlinico*, 1896.

CHAPITRE IV

CONTRE-INDICATIONS

1º La principale des contre-indications est le cancer. Les résultats fournis par la pyloroplastie dans les sténoses cancéreuses sont assurément assez déplorables pour que l'on doive bannir cette intervention qui n'a aucune chance d'être curative et qui comme opération palliative est forcément suivie d'une rapide récidive. En effet, la tumeur continuant à progresser l'élargissement produit par la pyloroplastie est bientôt perdu et, si elle végète dans l'intérieur du pylore, elle en bouche bientôt de nouveau la lumière.

Tout au plus pourrait-on discuter cette intervention dans les cas suivants : une tumeur cancéreuse très limitée, formant un noyau de la grosseur d'une noix par exemple sur la face antérieure sans adhérences et sans envahissement visible des ganglions. On pourrait alors se contenter d'exciser la tumeur et de compléter l'intervention par la pyloroplastie. On peut objecter que les tumeurs si limitées sont justement celles qui doivent être traitées par une intervention radicale et qu'elles constituent l'indication type de la pylorectomie, ou de l'opération d'Eiselberg.

Une observation de Kohler (1) nous donne un des rares exemples où la pyloroplastie a pu rendre service dans un cas de cancer. Il s'agit d'une ouvrière de soixante-quatre ans, atteinte de sténose pylorique cancéreuse. Kohler se proposait de faire une pylorectomie ; mais, pressé par le temps et la malade étant très affaiblie, il se contenta de faire une pyloroplastie, pour permettre à la malade de reprendre des forces en vue d'une résection ultérieure.

Guérison opératoire parfaite. Au bout de six semaines, la malade se sentait si bien qu'elle ne voulut pas accepter l'opération radicale.

Peut-être dans les cas où les malades sont trop cachectiques, vaudrait-il mieux se contenter comme opération palliative de la pyloroplastie, si elle est possible, plutôt que de recourir à la gastroentérostomie plus grave et plus longue, ou à l'opération radicale, qui fera courir des dangers immédiats bien supérieurs, sans conférer de certitude pour l'avenir.

La mortalité de la pyloroplastie, à part ces quelques cas exceptionnels, devient très considérable dans les sténoses cancéreuses. Au cours de nos recherches nous avons noté trois pyloroplasties de Billroth (2) avec trois morts, deux de Jaboulay avec récidive au bout de un et trois mois, une de Lauenstein (3) avec mort le quinzième jour à la suite d'une péritonite par perforation.

(1) *Centralblatt für Chirurgie*, 1893.
(2) In thèse de Caujole, 1895.
(3) *Deut. Zeitsch. für Chirurgie*, 1896.

Le cancer contre-indique donc la pyloroplastie ; il en est de même des cas dont le diagnostic est douteux. Il est parfois fort difficile de différencier une cicatrice d'ulcère d'un nodule cancéreux. Il est arrivé six fois à Mikulicz d'exciser des ulcères cicatrisés et de reconnaitre ensuite par l'examen microscopique qu'il avait excisé un cancer. Deux fois il s'agissait d'un cancer ulcéré qui simulait absolument comme aspect un ulcus en activité. Marion insiste lui aussi sur cette difficulté. Morison a observé une grosse tumeur ayant débuté dix mois auparavant, avec émaciation rapide ; il s'agissait d'un ulcère creusé et entouré d'une zone inflammatoire simulant une tumeur maligne.

Mieux vaut donc dans ces cas douteux rejeter la pyloroplastie et tenter une opération plus radicale. « La pyloroplastie n'élargirait le pylore que pour donner plus de liberté au néoplasme de s'étendre et bientôt se reproduirait la sténose. » (Marion.)

D'ailleurs, dans plus des trois quarts des cas, la néoplasie cancéreuse provoque une péritonite de voisinage simple ou cancéreuse et des adhérences avec les organes voisins, adhérences qui peuvent constituer un obstacle absolu à la pyloroplastie.

2° Dans les sténoses bénignes des adhérences fortes et serrées constituent une autre contre-indication, car elles s'opposent à la mobilité du pylore. Elles obstruent parfois la face antérieure au point même où devrait porter l'incision de Heineke-Mikulicz. Des adhérences légères avec la paroi abdominale peuvent ne pas créer une contre-indication absolue. Le chirurgien doit juger s'il est dangereux de les rompre et s'il peut faire la pyloroplastie. Les observations XLII, LXXIV, sont des exemples de cette manière de faire. Ajoutons que les adhérences sont rares dans les sténoses simples et que Morison n'en a trouvé qu'une seule fois sur douze malades.

3° Les sténoses pyloriques d'origine extrinsèque (compression, coudure du pylore) constituent *a priori* une contre-indication.

4° Des cicatrices trop étendues siégeant sur la face antérieure du pylore.

5° Enfin un état d'atonie trop accusé de l'estomac, ou une dilatation trop considérable, empêcheront l'estomac de se vider par le nouveau pylore d'Heineke-Mikulicz; mieux vaut dans ces cas la gastro-entérostomie.

Voici quelques exemples des résultats imparfaits fournis par la pyloroplastie dans des cas de ce genre et dans certains troubles stomacaux d'origine névropathique.

OBSERVATION CLXVIII. — Bull (*New-York med. Journal*, 1895).

L. W... Gastrite chronique. L'estomac descend jusqu'au pubis. Adynamie.

Refuse une première fois la pyloroplastie; l'accepte trois semaines après, le 18 avril 1892. Meurt cinq jours après dans un état d'adynamie prolongé.

OBSERVATION CLXIX. — Mikulicz (*loc. cit.*)

Ernestine St..., vingt-trois ans. Depuis trois mois, douleurs stomacales traitées sans amélioration par le traitement médical.

Le 3 décembre 1896, pyloroplastie. Estomac dilaté, pylore

indemne de toute lésion organique. Les douleurs continuent jusqu'à la fin mars 1897. Le 9 juillet 1897 elle se sent beaucoup mieux. Elle digère bien.

Observation CLXX

Hélène T..., vingt-cinq ans. Douleurs et vomissements; pas d'hématémése. Estomac notablement dilaté.

Le 11 mars 1897, pyloroplastie. Pylore non sténosé, un peu épaissi.

Pas d'ulcère ni de cicatrice.

Le 31 mars 1897, guérison opératoire.

Il reste encore des troubles fonctionnels. Douleurs et plénitude gastrique.

Le 7 mai, elle va mieux sans aller parfaitement encore.

Observation CLXXI

Selma L..., trente-sept ans. Depuis six ans, sensations de pesanteur gastrique, quelques vomissements. Mauvais état général. Névropathie.

Le 18 février 1897, pyloroplastie. Pas d'adhérences, ni de sténose. Pendant les quatorze jours qui suivent, vomissements marc de café. Le 8 avril 1897, l'état de la malade est le même qu'avant l'opération.

Le 2 juin 1897, légère amélioration. Pas de vomissements. En somme la malade a retiré peu de bénéfice de l'intervention.

CHAPITRE V

Nous étudierons sous ce chapitre les résultats de la pyloroplastie pendant les quelques jours qui suivent l'opération et les accidents qui lui sont imputables, ou qui coïncident le plus souvent avec elle.

Les chiffres de mortalité donnés par les divers auteurs sont assez différents et nous reproduisons, ici, celui des principaux auteurs allemands, italiens et anglais.

Morison : 11 cas sans un décès, soit 0 °/₀ de mortalité.

Mikulicz : 1° en 1895, in thèse de Hans Wagner, 6 cas, 3 décès = 50 °/₀ de mortalité ;

2° En 1897, in *Mittheilungen*, etc.... 76 cas, avec 15 °/₀ de mortalité.

Carle et Fantino : 14 cas, 1 décès = 7 °/₀.

En France, la statistique d'ensemble de Caujole donne 16 °/₀ de mortalité.

A part le chiffre de Mikulicz, donnant les insuccès des premières années, tous les autres sont très favorables, et la mortalité est peu élevée. La série de Morison notamment, abaissant la mortalité à 0, est du plus haut intérét. Elle s'explique par ce fait que Morison a opéré toutes ses pyloroplasties, de 1894 à 1898, c'est-à-dire déjà loin de la période de tâtonnements du début, et il a pu profiter des enseignements de ses devanciers. Dans le même ordre d'idées les deux chiffres de Mikulicz sont des plus instruc-tifs ; il a pu abaisser la mortalité de 50 % en 1895 à 15 % en comprenant tous ses cas de pyloroplastie ; ce qui suppose une série extrémement heureuse de 1895 à 1898, montrant ainsi que par le perfectionnement de la technique et de son habileté personnelle le chirurgien pouvait arriver à une mortalité très minime.

Dans notre statistique comprenant tous les cas publiés de pyloroplastie, nous englobons nécessairement tous les cas isolés opérés par des chirurgiens n'ayant pratiqué qu'un très petit nombre de pyloroplasties, aussi notre chiffre de mortalité totale est-il un peu plus élevé. Il est d'ailleurs presque identique à celui de Caujole. Il est dans tous les cas inférieur au chiffre de mortalité de la gastro-entérotomie pour les sténoses bénignes.

Sur 171 opérés, nous relevons 21 décès opératoires, soit 12,2 % de mortalité. Voici l'énumération des cas de décès avec les causes mentionnées sur les observations. (Tableau I.)

Ainsi qu'on peut le voir dans ce tableau, quatre fois la mort a été due à une péritonite constatée. Il est probable qu'on doit attribuer aussi à une péritonite septique les cas où l'autopsie n'a rien révélé comme cause de mort. En revanche, on peut défalquer de cette liste de décès deux cas où la mort a été causée par une pneumonie et une myocardite constatées à l'autopsie.

TABLEAU I

NOM DU CHIRURGIEN	NUMÉRO DE L'OBSERVATION	DATE DE L'OPÉRATION	INDICATIONS DE L'OPÉRATION	CAUSE DE MORT MENTIONNÉE DANS L'OBSERVATION
Mikulicz . .	126	1887	Ulcère en activité.	Schok et péritonite.
Novaro. . .	67	1888	Sténose cicatricielle.	Hémorragie interne.
Lauenstein .	161	1889	Fibrome du pylore.	Péritonite.
Paul	81	1890	Sténose cicatricielle.	Autopsie : rien.
Baum	3	1892	— —	»
Cecherelli .	16	—	— —	Péritonite.
Kernig . . .	11	—	— —	Collapsus et myocardite.
Mikulicz . .	51	—	— —	Pneumonie.
Remakers .	83	—	— —	»
Kadiane . .	109	—	— —	»
Kohler. . .	110	—	— —	Autopsie : rien.
Riegner . .	113	—	— —	— —
Doyen . . .	143	—	Sténose spasmodique.	Collapsus. Autopsie : rien.
Doyen . . .	144	—	— —	Accidents cérébraux.
Bull	163	—	Atonie de l'estomac.	Adynamie.
Czerny. . .	123	1894	Ulcère en évolution.	Tétanie.
Bond. . . .	5	—	Sténose cicatricielle.	»
Mikulicz . .	131	1895	Ulcère en évolution.	Hematémèse, anémie aiguë.
Bardeleben.	95	1896	Sténose cicatricielle.	Collapsus.
Paul	79	1897	— —	Péritonite d'origine externe
Jaboulay .	39	1899	— —	Collapsus. Autopsie : rien.

Dans quelles limites ce grand nombre de péritonites est-il imputable à la pyloroplastie elle-même ? Nous croyons qu'il est la complication non pas de la pyloroplastie mais de toute laparotomie accompagnée d'une intervention quelconque sur le tube digestif ou l'estomac. Dans les autopsies on rencontre toujours cette mention : sutures bien coaptées, pylore en bon état, etc. L'état général du malade au moment de l'opération doit avoir d'ailleurs une grande importance et l'état de cachexie avancée ou d'inanition doit prédisposer singulièrement le malade à une complication fatale. Il est à remarquer d'ailleurs que sur ces 21 décès, 15 sont antérieurs à l'année 1894, ce qui tend à démontrer que la mortalité va en diminuant à mesure que la technique de la pyloroplastie est mieux connue des chirurgiens, et que les précautions antiseptiques sont plus rigoureusement mises en pratique.

Comme cause de la mort, on trouve encore signalés : les hémorragies 2 fois, la tétanie 1 fois, les accidents cérébraux 1 fois.

A côté de ces 21 décès, nous enregistrons 145 guérisons opératoires, mais elles ne constituent pas le nombre de guérisons définitives et nous devons soustraire de ce chiffre un groupe de malades, opératoirement guéris et qui ont succombé à une période plus ou moins éloignée à des affections diverses parmi lesquelles les affections pulmonaires tiennent le premier rang ; ces complications pulmonaires ont été d'ailleurs signalées dans presque toutes les interventions sur le tube digestif, et même dans les opérations de hernie. Nous avons noté les complications pulmonaires suivantes :

Un malade de Mikulicz meurt le dixième jour d'une pneumonie (obs. LIV).

Un de Cecherelli (obs. XX) et un de Jaboulay (obs XXXVII) meurent de gangrène pulmonaire quelques semaines après l'opération.

Un de Bardeleben (obs. XCV); un de Postempski (obs. CXIV) et un de Selenkow (obs. CXVII) meurent au bout de 5, 8 et 9 mois aux progrès rapides de la tuberculose pulmonaire. Un malade de Heineke (obs. XXXIV) succombe 2 mois après de la même maladie.

Deux malades de Jaboulay (obs. XXXVI et XL) sont emportés 4 mois après la pyloroplastie, l'une par une broncho-pneumonie tuberculeuse, l'autre par un catarrhe ancien compliqué de broncho-pneumonie.

Enfin un malade de Mikulicz présente des infarctus et une pleurésie après l'opération et finit par guérir de cette double complication.

La plupart de ces complications n'ont évidemment aucune relation avec la pyloroplastie. Tels les malades morts de tuberculose. Ils ont présenté un terrain favorable grâce à leur sténose pylorique, grâce au mauvais état de nutrition qui a précédé leur opération. Quant aux autres affections (gangrène, pneumonie, broncho-pneumonie, pleurésie), il est bien difficile de dire si elles constituent une manifestation d'une infection opératoire ou simplement une coïncidence d'une morbidité médicale.

Parmi tous ces cas de mort opératoire (21) et de mort par complication pulmonaires (9) l'autopsie a été faite 22 fois et 15 fois on trouve des détails sur l'état anatomique du pylore dont les sutures sont en parfait état et dont le calibre est largement perméable. Une fois Doyen signale des replis valvulaires de la muqueuse ayant pu mettre obstacle à la perméabilité du pylore.

Jamais la cause de la mort n'a été rapportée à une suture défectueuse ni à une péritonite par perforation au niveau d'un point de la ligne de réunion. Les résultats des autopsies permettent donc de conclure qu'anatomiquement la pyloroplastie remplit exactement son but, c'est-à-dire, fait disparaître la sténose et rétablit le pylore dans des conditions aussi normales que possible.

CHAPITRE VI

RÉSULTATS ÉLOIGNÉS — RÉCIDIVES
RÉSULTATS FONCTIONNELS

Les données sur le sort ultérieur des opérés de sténose bénigne du pylore par la pyloroplastie sont beaucoup plus rares que les données sur les autres interventions sur le pylore. Quand le malade est guéri de son opération il est très difficile de le faire revenir à la clinique. D'autre part, la pyloroplastie n'étant entrée dans la pratique que depuis un nombre restreint d'années on n'a pas eu souvent l'occasion d'examiner des résultats très éloignés.

Il y a évidemment une lacune sensible dans le matériel d'observation et ce n'est que plus tard qu'elle sera comblée peu à peu par les autopsies des malades opérés antérieurement.

C'est surtout sur la façon dont se comporte la cicatrice de l'opération que l'on devra chercher à s'éclairer. Ewald et d'autres auteurs ont émis la crainte que la cicatrice de la pyloroplastie ne fût exposée à se rétracter elle-même et à reproduire la sténose par sa propre évolution.

Mikulicz fait remarquer que cette objection n'a pas de valeur et que l'étude des cicatrices intestinales en général. à la suite d'entérorhaphie montre que la cicatrice opératoire reste molle et sans tendance à la rétraction. M. Jaboulay, dans un de ses cas (obs. XL) a vu, à la suite d'une pyloroplastie, les symptômes de sténose réapparaître, et après une nouvelle laparotomie il trouva le tissu autrefois incisé si souple et si normal qu'il se contenta de refaire une nouvelle pyloroplastie au lieu même de l'ancienne, en prolongeant un peu plus l'incision longitudinale sur la face antérieure de l'estomac. Le résultat fut excellent.

Une des grosses objections que l'on a faites à la pyloroplastie est la fréquence des récidives (Doyen. Czerny). Mikulicz a pu montrer au contraire que la récidive n'était pas plus fréquente dans la pyloroplastie que dans les deux autres principales interventions sur le pylore. Il a eu des renseignements sur les résultats éloignés de dix-neuf pyloroplasties et n'a enregistré que deux récidives, alors qu'il en a noté trois sur vingt cas de gastroentérostomie pour sténose bénigne et trois récidives sur dix cas de résection circulaire du pylore. Sur ces dix-neuf cas étudiés, quelques-uns conservèrent un peu d'atonie stomacale forçant le malade à suivre un régime spécial ; d'autres gardèrent un certain degré de sensibilité de l'estomac. Mais ces faits étaient prévus par l'étendue de la dilatation, et des désordres pyloriques tels, qu'il aurait été téméraire d'espérer un retour complet aux fonctions normales.

troubles de la motilité stomacale allèrent d'ailleurs en diminuant par le régime et le traitement médical.

Dans ses cas personnels Mikulicz n'a jamais eu de récidive. Morison, sur onze, a revu neuf de ses malades au moins quatre mois après l'opération et n'a jamais non plus observé de récidive. Un de ses malades est mort dix-huit mois après l'intervention d'une tumeur maligne, de même Carle et Fantino, sur quatorze opérés, ne signalent pas de récidive. Il est à remarquer que les chirurgiens qui ont fait le plus de pyloroplasties n'ont pas eu de récidive, ce qui permet de supposer que la perfection de la technique est pour beaucoup dans le résultat fonctionnel tardif.

En analysant toutes les observations que nous avons pu réunir, nous avons rencontré onze récidives, c'est-à-dire onze fois le retour des accidents de sténose, un temps variable après l'opération.

Il est à regretter à ce sujet que les observations ne soient pas explicites sur la cause de ces récidives ; ce point serait des plus importants à élucider.

1° Dreydorff (obs. XXX). Pyloroplastie ; retour des accidents trois mois après.

2° Loebker (obs. LI). Une récidive suivie de gastro-entérostomie.

3° Loja (obs. LII). Pyloroplastie. Récidive. Résection du pylore. Mort vingt-quatre heures après d'une péritonite suraiguë.

4° Lauenstein (obs. CXII). Récidive très rapide ; le malade se tue d'un coup de revolver.

5° Rohmer (obs. LXXXIV). Pyloroplastie en 1892. Guérison quinze jours après. Trois mois après gastro-entérostomie : guérison.

6° Doyen (obs. XXVIII). Pyloroplastie en mai 1892. Guérison opératoire et fonctionnelle. Quelques mois plus tard récidive. Gastro-entérostomie.

7° Bond (obs. V). Retour des accidents quelques jours après. Nouvelle opération avec mise d'une sonde à demeure dans le pylore. Mort.

8° Cecherelli (obs. XIX). 1894. Retour rapide des accidents. Résection du pylore. Mort par gangrène du côlon transverse.

9° Czerny (obs. XXIV). En mai 1893, trois mois après l'opération, nouveaux troubles. Le 24 février 1894, gastro-entérostomie.

10° Paul (obs. LXXVIII). Quelque temps après nouveaux symptômes de sténose. S'ils continuent, se propose de faire la gastro-entérostomie.

11° Jaboulay (obs. XL). En décembre 1898, pyloroplastie. En mars 1899, retour des accidents. Nouvelle pyloroplastie (ulcère en acti ité survenue sur la face postérieure du pylore). Guér.... Mort en juin 1899, d'accidents pulmonaires.

A quoi doit-on attribuer la récidive ? En premier lieu, à un défaut de vitalité des tissus. Quand on opère en tissu enflammé la rétraction peut se faire après l'opération et amener la reproduction de la sténose.

En second lieu, à une pyloroplastie défectueuse si l'on

ne pratique pas l'incision longitudinale assez longue (8 centimètres environ), l'élargissement du pylore est insuffisant et les vomissements reprennent aussitôt que le malade se remet à l'alimentation solide. Deux fois Mikulicz prolongea secondairement son incision parce qu'il s'aperçut après la suture que le pylore n'était pas assez large. Le cas signalé plus haut de pyloroplastie itérative de Jaboulay est très instructif à cet égard. La première pyloroplastie avait une incision longitudinale de 5 centimètres seulement, et fut suivie de récidive, la seconde avec 8 centimètres eut un résultat fonctionnel excellent.

Résultats fonctionnels. — Dans la grande majorité des cas ils sont excellents et définitifs. En exceptant de nos 171 observations, les 21 décès post-opératoires, les 9 décès plus ou moins éloignés de complications pulmonaires, et les 11 récidives que nous venons de signaler, il reste 125 malades chez lesquels la pyloroplastie a amené une guérison complète avec résultats fonctionnels excellents. Sur ces 125 malades 44 ont été suivis de six mois à sept ans et ont présenté une guérison définitive.

On constate en général immédiatement après la pyloroplastie la disparition des troubles subjectifs. Les douleurs et le pyrosis disparaissent, les vomissements s'arrêtent; puis au bout de quelques jours l'appétit reparait, et l'on est souvent obligé de lutter contre le malade pour l'empêcher de s'alimenter trop tôt.

Très rapidement le malade augmente de poids et à ce sujet un certain nombre d'observations signalent des augmentations surprenantes atteignant 10; 20 et 30 kilo-

TABLEAU II

NOM DU CHIRURGIEN	NUMÉRO DE L'OBSERVATION	DURÉE DE L'OBSERVATION	RÉSULTAT FONCTIONNEL
Paul	76	quelques mois.	Guérison.
Paul	75	6 mois	Accepté par Cⁱᵉ d'assurances sur la vie.
Paul	77	6 —	Guérison.
Mikulicz	56	6 —	—
Mikulicz	127	6 —	—
Selenkow . . .	117	6 —	—
Mikulicz	128	6 —	—
Stajner	116	7 —	—
Morison	147	7 —	—
Morison	148	7 —	—
Morison	149	8 —	—
Terrier	151	8 —	—
Postempski . . .	114	8 —	Meurt de ? 4.
Bardeleben . .	98	9 —	Guérison.
Selenkow . . .	118	9 —	Meurt de ? 4.
Falleroni . . .	32	10 —	Guérison.
Jaboulay	38	10 —	—
Mikulicz	58	10 —	—
Morison	65	11 —	—
Morison	64	12 —	—
Esmark	31	12 —	—
Novaro	68	13 —	Meurt de carcinome.

TABLEAU II *(Suite)*

NOM DE CHIRURGIEN	NUMÉRO DE L'OBSERVATION	DURÉE DE L'OBSERVATION	RÉSULTAT FONCTIONNEL
Mikulicz	133	15 mois	Guérison,
Poncet	150	16 —	Meurt de carcinome.
Morison	63	18 —	Guérison.
Novaro	69	18 —	...
Morison	135	20 —	—
Morison	62	21 —	—
Novaro	162	2 ans	—
J.-V. der Hoven	105	2 —	—
Mikulicz	59	2 —	—
Kohler	43	2 —	—
Lange	56	2 —	—
Morison	61	2 —	—
Morison	60	3 —	—
Czerny	24	3 —	—
Heinke	33	4 —	—
Miller	146	4 —	—
Durante	160	4 —	—
Page	72	5 —	—
Zielenkow . . .	122	5 —	—
Mikulicz	130	6 —	—
Bardeleben. . .	96	6 —	—
Mikulicz	113	7 —	—

grammes en deux ou trois mois (Exemple : observations XXII, XXXV, LXX, LXXIV, LXXXIX, XCXII, CXVII, CXIX, etc.).

Dans les observations de Morison et de Mikuliez le poids a presque toujours été noté soigneusement et même au départ de l'hôpital, quatre semaines environ après l'opération, il a notablement augmenté.

Un opéré de Paul a eu après son opération une santé si florissante qu'il a été accepté par une compagnie d'assurances sur la vie. D'autres ont pu se livrer quelques semaines après à des travaux pénibles (maçons, tailleurs de pierre).

La capacité de l'estomac revient souvent à la normale et la motilité se rapproche beaucoup des conditions ordinaires. Si la dilatation est ancienne, et s'il y a atonie des fibres musculaires, l'estomac, on le comprend, ne peut revenir complètement sur lui-même. Aussi dans ces cas a-t-on signalé quelques troubles digestifs mais sans douleurs très vives et sans vomissements (obs. II, CXLV, CLXIII, CLXIV, CLXV, CLXVI).

Le fonctionnement du nouveau pylore et sa continence ont été examinés par Terrier (1).

L'orifice garde bien les gaz et se ferme physiologiquement pendant la digesti... ; cela n'a rien d'étonnant car il possède encore une grande partie du sphincter pylorique normal.

Au point de vue de la sécrétion l'hyperchlorhydrie disparaît ; il y a tendance au retour à la sécrétion normale, ainsi que le montrent un grand nombre d'observations de Mikuliez, et les études de Carle et Fantino (2).

(1) *Traité de chirurgie de l'estomac,* de Terrier et Hartmann.
(2) *Semaine médicale,* 1898.

CHAPITRE VII

VALEUR COMPARATIVE DE LA PYLOROPLASTIE, DE LA RÉSECTION DU PYLORE ET DE LA GASTRO-ENTÉROSTOMIE DANS LES STÉNOSES NON CANCÉREUSES DU PYLORE.

Le chirurgien a généralement en présence d'une sténose bénigne du pylore le choix entre trois interventions, qui chacune sont défendues par des chirurgiens éminents et conseillées à l'exclusion des deux autres.

Nous n'avons en vue ici ni l'opération de Loreta, ni la divulsion digitale du pylore, dont les indications sont des plus restreintes et les résultats des moins sûrs, mais la résection du pylore, la gastro-entérostomie et la pyloroplastie.

La question de la préférence à donner à l'une ou à l'autre dans le traitement des sténoses bénignes est un des points délicats à trancher étant données les grandes divergences qui existent à ce sujet entre les chirurgiens les plus compétents. Billroth et Czerny, par exemple, rejettent la pyloroplastie et donnent la préférence à la résection et à la gastro entérostomie. Mikulicz, Morison, Jaboulay, prônent au contraire la pyloroplastie.

E. PLAUCHU.

7

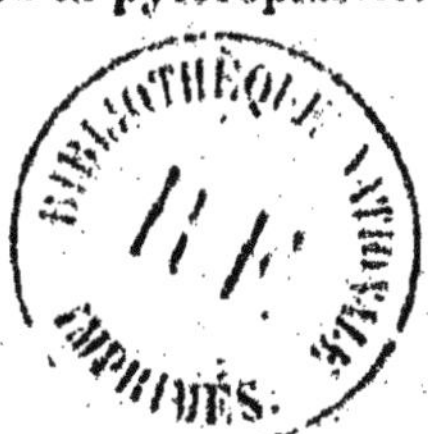

La résection du pylore consiste à supprimer la partie sténosée, le pylore lui-même, et à aboucher l'estomac au duodénum. Cette intervention, qui a l'avantage d'être absolument radicale et d'enlever avec la sténose elle-même la cause qui lui a donné naissance, ne saurait être avantageuse pour les cas de sténose bénigne, où la cause de la sténose ne constitue pas par elle-même un danger. Elle a d'autre part l'inconvénient d'être beaucoup plus difficile et plus dangereuse à cause de sa longueur, du plus grand nombre de sutures à opérer. Elle n'offre pas de garantie au sujet de la récidive.

Mikulicz à ce point de vue a étudié 13 cas de résection du pylore et 10 fois seulement le résultat a été bon et durable ; 3 fois il y a eu récidive alors que sur 29 cas de pyloroplastie étudiés en même temps, il y a eu 3 récidives seulement.

La résection offre aussi la plus forte mortalité (34 p. 100 d'après Mikulicz). Aussi avons-nous une double raison pour bannir de plus en plus la résection du pylore du traitement des sténoses bénignes.

Doyen soutient la même opinion dans son traité de chirurgie de l'estomac dans le chapitre « Du meilleur mode d'intervention dans les affections non cancéreuses ».

Après avoir donné la statistique suivante :

Pylorectomie	43 0/0 d'insuccès
Gast. E.	18,7 —
Pyloroplastie	18,7 —

il conclut : « Proscrire la pylorectomie dans les cas d'affection non cancéreuse de l'estomac comme étant une opération inutile et dangereuse. »

La résection du pylore mérite toutefois d'être conservée lorsqu'elle est partielle, qu'elle consiste dans l'excision d'une tranche pylorique siège d'un ulcère ou d'une cicatrice. Elle peut alors le plus souvent être complétée par une pyloroplastie atypique, comme on en trouvera quelques exemples dans certaines observations de Mikulicz (obs. CXXIX, CXXX, CXXXI, CXXXII). Elle doit aussi être conservée dans les cas où le diagnostic même après la parotomie restera en suspens entre cancer, cicatrice ou ulcère du pylore.

Les auteurs sont beaucoup moins d'accord sur la valeur respective de la pyloroplastie et de la gastro-entéro-anastomose.

Bouveret réserve la gastro-entérostomie pour les sténoses cancéreuses, et donne la préférence à la pyloroplastie pour les sténoses cicatricielles.

Doyen étudie comparativement ces deux opérations dans les sténoses bénignes et donne la préférence à la gastro-entérostomie. Mais les assertions sur lesquelles il base la proscription de la pyloroplastie sont certainement trop sévères :

a) « La réunion transversale de la suture longitudinale produit des replis valvulaires de la muqueuse en amont du nouveau pylore.

b) « Ce nouveau pylore est toujours très imparfait et se trouve situé en cas de dilatation extrême de l'estomac en un point absolument défavorable à l'évacuation des *ingesta*.

c) « Les trois insuccès de Billroth pour des sténoses cancéreuses, et les deux nôtres témoignent de la gravité de la pyloroplastie toutes les fois qu'il existe des lésions de quelque importance.

d) « Au point de vue de la mortalité, la pyloroplastie est sur le même pied que la gastro-entéroanastomose. Toutes deux donnent 18.7 p. 100 dans les affections non cancéreuses, et entre les mains des mêmes chirurgiens elle a donné 15,6 p. 100 d'insuccès. Malgré cette légère différence, l'avantage demeure à la gastroentérostomie si l'on considère qu'elle a été pratiquée dans des cas d'induration très étendue de la région pylorique avec adhérences, où la pyloroplastie se fût montrée impraticable.

e) « Enfin la pyloroplastie peut être suivie d'une récidive. »

Les résultats fournis par l'étude des observations que nous avons réunies ne sont pas en concordance avec des reproches aussi nombreux. Dans aucune autopsie, on ne signale les replis valvulaires de la muqueuse en amont du pylore comme ayant pu compromettre le résultat de la pyloroplastie, et sur les deux malades de M. Jaboulay, où nous avons étudié cette question, ces replis étaient imperceptibles et n'empêchaient pas le pylore d'admettre deux doigts.

Le nouveau pylore est certainement moins bien placé que celui de la gastro-entérostomie dans les cas de dilatation extrême avec atonie stomacale, mais ces cas sont relativement très rares dans les sténoses pyloriques, où l'estomac garde ordinairement la force de se contracter bien. Il est presque général de constater cette contractilité par l'existence des mouvements péristaltiques de l'estomac, et généralement la dilatation diminue très rapidement dès que la sténose, sa cause première, a disparu. D'ailleurs, dans les cas d'atonie considérable, il vaudra mieux, comme nous le disons au chapitre des contre-indications, préférer la gastro-entéro anastomose.

Les trois insuccès de Billroth, ainsi qu'un de Lauenstein et deux de Jaboulay, se sont produits dans des sténoses cancéreuses, c'est-à-dire dans des cas où la pyloroplastie est contre-indiquée.

Enfin les adhérences sont rares ainsi que nous l'avons vu et les récidives ne sont pas plus fréquentes dans la pyloroplastie que dans la gastro-entérostomie.

L'opinion si sévère de Doyen s'explique d'ailleurs très bien par ce fait que les trois pyloroplasties qu'il a faites l'ont été en 1892, c'est-à-dire à une époque très rapprochée des cas inauguraux et nous avons vu qu'avant 1895 Mikulicz lui-même n'avait pas eu des résultats bien encourageants par cette opération.

Depuis 1895 au contraire elle a donné des résultats si favorables que nous n'hésitons pas à la mettre au premier rang, et à la préférer à la gastro-entérostomie dans les sténoses bénignes du pylore, chaque fois qu'elle sera techniquement possible.

Cette conclusion primordiale de notre thèse est basée sur l'étude de la mortalité opératoire, des modifications de l'état général et des résultats fonctionnels.

Au point de vue de la mortalité la gastro-entérostomie est plus grave que la pyloroplastie, parce qu'elle nécessite des sutures plus compliquées, qui ont plus de tendance à être tiraillées par les mouvements et le poids de l'anse anastomosée. D'ailleurs le grand nombre des procédés de suture employés par les chirurgiens, ainsi que le nombre des boutons anastomotiques, tous destinés à remédier au peu de sécurité de l'abouchement, montre qu'il y a là un point défectueux dont on n'a pas encore pu triompher.

La pyloroplastie ne nécessite pas une habileté opératoire aussi grande de la part du chirurgien et des aides. Elle se fait en beaucoup moins de temps, ce qui est fort important dans une opération sur l'abdomen.

La gastro-entéroanastomose provoque un certain nombre de troubles parfois graves, tels que l'établissement d'une circulation vicieuse, l'accumulation des aliments dans le bout supérieur de l'intestin, le reflux de la bile vers l'estomac et les vomissements de bile. Tous ces troubles ont été parfois assez graves pour que les chirurgiens aient cherché à les éviter par des opérations compliquées ou par des modifications nombreuses des procédés de gastro-entérostomie (gastro-duodénostomie de Jaboulay, gastro-entérostomie en Y de Roux, gastro-entérostomie antérieure et gastro-entérostomie postérieure, gastro-entérostomie transmesocolique.)

Les résultats fonctionnels de la pyloroplastie sont meilleurs que ceux de la gastro-entérostomie. L'estomac revient aussi bien sur lui-même, l'évacuation se fait régulièrement, les troubles de sécrétion disparaissent, les conditions normales de mécanique stomacale sont rétablies et amènent le rétablissement des conditions normales des phénomènes chimiques de la digestion, car la pyloroplastie ne soustrait pas les aliments à la digestion duodénale.

Tous ces avantages de la pyloroplastie rachètent large·
ment, à notre avis, l'inconvénient de ne pas trouver un
champ d'application aussi étendu que la gastro-entéro-
anastomose; elle aura en outre l'avantage de s'attaquer
directement à la cause du mal, c'est-à-dire à la sténose
elle-même, contrairement à la gastro-entérostomie qui la
laisse subsister.

ERRATA

Page 93 :
18ᵉ ligne, *lire* 130 au lieu de 125.
20ᵉ — — 130 — 125.

CONCLUSIONS

1° La pyloroplastie dans le traitement des sténoses
bénignes du pylore, préconisée par de nombreux chirurgiens étrangers, a été trop délaissée en France. Avant
1897, elle n'a été pratiquée que 6 fois (3 fois par Doyen,
1 fois par Remakers, 1 fois par Rohmer et 1 fois par
Poncet). 6 cas de Jaboulay, 1 de Tuffier et 2 de Terrier
opérés depuis 1897 portent à 15 le nombre des pyloroplasties faites en France, alors que nous avons pu réunir
156 cas publiés à l'étranger.

2° L'incision de Heineke-Mikulicz a été faite : 122 fois
pour sténose cicatricielle, 17 fois pour ulcère du pylore
en activité, 15 fois pour sténose spasmodique et 17 fois
pour des sténoses diverses non cancéreuses (traumatique,
congénitale, d'origine biliaire, par tumeur bénigne).

3° La mortalité opératoire s'élève à 12,3 p. 100. En
défalquant de nos 171 observations 21 décès post-opératoires dont la moitié au moins ne sont pas attribuables
à l'opération, 9 décès par complications pulmonaires et
11 retours des accidents de sténose, il reste 130 guérisons
complètes dont les résultats fonctionnels sont excellents.
44 de ces malades ont été suivis de six mois à sept ans.

4° La pyloroplastie est l'opération de choix dans les sténoses bénignes du pylore, sauf quand elle sera contre-indiquée, ce qui est très rare, par des adhérences, par des cicatrices pyloriques trop étendues, par l'atonie de l'estomac et par l'existence d'un doute sur la bénignité de la sténose. Elle est à rejeter *a priori* dans le cancer.

5° On devra, chaque fois qu'elle sera possible, la préférer à la gastro-entérostomie dont la mortalité (26 p. 100 d'après Mikulicz, 23 p. 100 d'après Marion, 18 p. 100 d'après Doyen) est plus forte, les résultats fonctionnels moins parfaits, et à la résection du pylore qu'on devra réserver uniquement pour les sténoses cancéreuses.

BIBLIOGRAPHIE

ALIX. — *Les sténoses pyloriques d'origine biliaire*. Thèse de Lyon, 1896.

BARDELEBEN. — In *Deut. med. Woch.*, 1890.
Centralblatt für Chirurgie, 1895.

BIER. — *Communication à la Société physiologique de Kiel*, 1896 ; *Gaz. hebdom.*, 1896.

BOAS. — *Diag. und Therap. der Magenkrankheiten. II Theil.*, 1893.

BOUVERET. — *Traité des maladies de l'estomac.*

COLLINS-WARRENS. — *Bost. med. et chir. Journal*, 1898. *Sur le traitement de l'ulcère pylorique.*

COMTE. — *Trait. chirurg. de l'ulcère rond. Semaine méd.*, 1895.

CARLE et FANTINO. — *Semaine médicale*, 1898.

CAUJOLE. — *Thèse de Lyon*, 1895.

CARLE. — *Xe Congrès des chirurgiens italiens.*

CHAPUT. — *Société de chirurgie*, 1898.

CZERNY. — In *th. de Dreydorff, Heidelberg*, 1893.

DOYEN. — *Arch. prov. de chirurgie*, 1892.
Trait. chirurg. des maladies de l'estomac, 1895.

DURANTE. — *Policlinico*, 1894, n° 15.

DREYDORFF. — *Thèse de Heidelberg*, 1893.

DIEULAFOY. — *Presse médicale*, 1898. *Exulceratio simplex.*

HARTMANN. — a) *Presse méd.*, 1898.
b) *Discussion sur l'intervention dans l'ulcère de l'estomac. Bulletin Société chirurg.*, 29 décembre 1898.

HEINEKE. — *Deut. med. Woch.*, 1890.

In thèse de Frédéric Frohmüller, Fürth, 1886.

KOHLER. — *Soc. de méd. int. de Berlin*, 1891.

KADER, de Breslau. — *Congrès des chirurgiens polonais*, 1896.

KRAULEIN. — *XXVII° Congrès de la Société allemande de chirurgie,* avril 1898.

KAUSCH. — a) *XXVII° Congrès de la Société allemande de chirurgie,* avril 1898.

b) *Uber das fonctionnelle Resultat von Operationen am Magen. Deut. med. Woch.*, 1892, n° 49.

c) *Uber fonctionnelle Resultat nach Operationen am Magen bei gutartigen Erkrankungen;*

In mittheilungen aus der Grenzgebieten der Medicin und Chirurg. Bd IV, Heft 3.

LAUENSTEIN. — *Deut. med. Woch.*, 1891.

MARION. — Thèse de Paris.

MIKULICZ. — 1° *Bericht über 103 Operationen am Magen :*

a) *XXIV° Congrès des chirurgiens allemands, 1895.*

b) *Langenbecks Archiv. Bd LI, Heft I.*

2° *Zur Operationen Behandlung des stenosierenden Magengeschwürs Langenbecks Archiv. Bd XXXVII, H. I.*

3° *Die chirurgische Behandlung des chronisch. Magengeschwürs.*

a) *Mittheilungen aus den Grenzgebieten der Medicin und Chirurgie, Bd II.*

b) *Congrès de la Société allemande de chirurgie, 1897.*

c) *Berlin, klin. Woch.*, 1897.

MORISON. — *The Lancet*, 1895, 1897, 1898.

MINTZ. — *Zeitschrift für klinische Med., t. XXV.*

ORTMANS. — *Casuisticher Beitrag zur Operationen Behandlung der Narbigen Pylorustenose. Deut. med. Woch.*, 1889, n° 9.

NOVARO. — *Contributo alla chirurgica dello stomaco*, 1890.

PAUL. — *The Lancet*, 1898.

ROHMER. — In thèse de Wilhelm, Nancy, 1893.

REMAKERS. — *Bulletin méd. de l'Algérie*, 1892.

ROUX, de Lausanne. — *VII° Congrès français de chirurgie*, 1893.

SAVARIAUD. — *Les gastrorragies dans l'ulcère de l'estomac et leur traitement.* Thèse de Paris 1898 et *Gaz. Hôpitaux*, 1899.

Still. — *Société patholog. de Londres, 2 février 1899.*

Stendel, de Heidelberg. — *XXVIIe Congrès de la Société all. de chirurgie, avril 1898.*

Terrier et Hartmann. — *Traité de chirurgie de l'estomac, Paris 1899.*

Tuffier. — *Presse médicale, 1897 et 1898.*

Talma. — *Indicat. opérat. des maladies de l'estomac, Berlin klin. Woch., 1895.*

Wagner-Hans. — *Thèse de Breslau, 1895. Über Resultat von 103 Oper. am Magen an den Klinik Mikulicz.*

BIBLIOTHÈQUE NATIONALE — IMPRIMÉS

TABLE

—

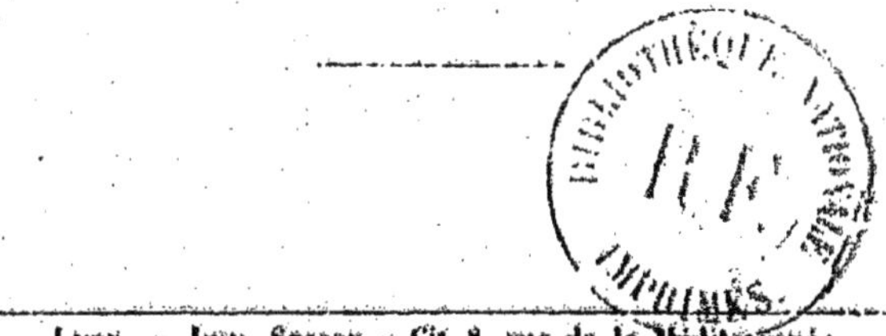

Lyon. — Imp. Storck & Cᵉ, 8, rue de la Méditerranée

www.ingramcontent.com/pod-product-compliance
Ingram Content Group UK Ltd.
Pitfield, Milton Keynes, MK11 3LW, UK
UKHW021235230726
13926UKWH00003B/1444